AF299398

ÉTUDE

SUR LE

NYSTAGMUS

PAR

LE DR A.-E. GADAUD

Ancien interne lauréat des hôpitaux
(2e Mention, 1865. — 1re Mention, 1867,)
Médaille de bronze de l'Assistance publique,
Membre de la Société anatomique et de la Société d'anthropologie.

PARIS

LEFRANÇOIS, LIBRAIRE-ÉDITEUR

RUE CASIMIR-DELAVIGNE, 9.

1869

ÉTUDE

SUR

LE NYSTAGMUS

Paris. A PARENT, imprimeur de la Faculté de Médecine, rue M.-le-Prince, 31.

ÉTUDE

SUR LE

NYSTAGMUS

PAR

Le DR A.-E. GADAUD

Ancien interne lauréat des hôpitaux
(2ᵉ Mention , 1865. — 1ʳᵉ Mention , 1867,)
Méda lle de bronze de l'Assistance publique,
Membre de la Société anatomique et de la Société d'anthropologie.

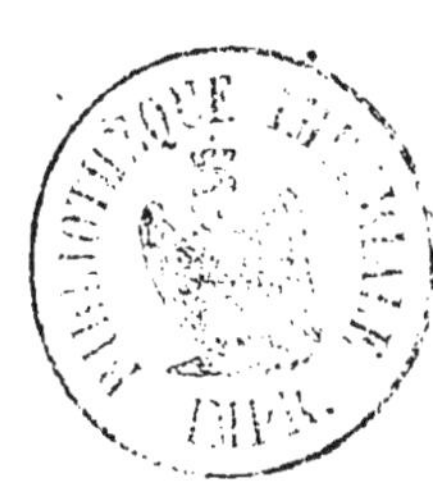

PARIS

LEFRANÇOIS, LIBRAIRE-ÉDITEUR

RUE CASIMIR-DELAVIGNE, 9.

1869

AVANT-PROPOS

Les sujets les plus restreints et les plus arides deviennent, dès qu'on les remue, fertiles en faits inattendus, riches en solutions inespérées. De ce nombre est peut-être le *Nystagmus*.

Comment se fait-il qu'au milieu des progrès accomplis en ophthalmologie depuis une vingtaine d'années, seule cette maladie soit restée méconnue? Pourquoi les auteurs s'emparant de tant d'autres parties, ont-ils dédaigné ce petit coin sur lequel semble inscrit pour toujours : simple curiosité pathologique, indications thérapeutiques nulles?

C'est que la science n'est jamais cultivée que par morceaux. Après les questions capitales, on épuise, faute de mieux, les questions secondaires. Et puis, il faut bien le dire, il manque encore à l'ophthalmologie pour qu'elle entre définitivement dans le domaine de la médecine générale, après avoir sous la vigoureuse impulsion d'Helmholtz et de ses émules, abandonné l'enceinte trop étroite de la spécialité, il manque quelques points de rapprochement que l'histoire comparée des maladies peut seule fournir. La fusion sera entière, une fois ce desideratum rempli.

Heureux nous serions, s'il nous était donné d'y contribuer pour une part, si minime qu'elle fût. C'est vers ce but qu'ont tendu nos efforts, c'est dans cet esprit que nous avons étudié le nystagmus, non pas en spécialiste, mais en pathologiste désireux de compléter un des cadres inachevés de la nosologie.

ÉTUDE

SUR

LE NYSTAGMUS

DÉFINITION. — HISTORIQUE. — DIVISION DU SUJET.

Le mot *Nystagmus* (en grec νυσταγμὸς, de νευστάζω, je m'incline (1)) désigne le tremblement involontaire des yeux dans les cavités orbitaires avec ou sans tremblement correspondant des paupières. Les auteurs lui donnent pour synonymes les noms suivants : tremblement, tremblotement oculaire, balancement, tremulus de l'œil, saccades, oscillations, secousses des yeux.

Il est assez difficile d'indiquer exactement l'époque à laquelle cette expression a fait son entrée dans la science. C'était probablement au temps où le chapitre des maladies des yeux n'était qu'une liste fastidieuse d'affections à noms bizarres, hérissée de grec et bourrée de latin. Les livres modernes, ceux du moins qui ont été écrits il y a vingt ans, signalent le tremblement des yeux comme une complication de l'albinisme, des cataractes congénitales et de quelques amauroses chez les enfants ; les plus récemment publiés en France et à l'étranger lui consacrent à peine quelques lignes. C'est pourquoi l'historique de cette question n'est pas long à donner et nous sommes dispensé par là même de bâtir une de ces fastueuses bibliographies si fort à la mode de nos jours. Nous indiquerons donc

(1) Mackenzie, Traité pratique des maladies de l'œil. 4e édit. Trad. de Warlomont et Testelin, t. I, p. 576.

seulement, dans le courant de ce travail, les quelques auteurs que nous avons eu à consulter et dont les citations peuvent être garanties quant à l'exactitude, car nous avons toujours eu le soin de les vérifier par nous-même très-scrupuleusement.

Si l'on rassemble les passages rudimentaires de nos livres classiques, quelques pages écrites en France par Philips et Bonnet de Lyon, les observations en petit nombre éparses dans les différents recueils périodiques, une discussion de la Société de chirurgie à laquelle ont pris part MM. Larrey, Gosselin, Lenoir, Boinet, etc., enfin les deux ou trois mémoires que nous allons signaler, on voit que la somme de connaissances actuelles sur le Nystagmus est singulièrement limitée.

Le bilan de la question n'est pas long à établir. Avant le livre de M. Boehm, de Berlin (1), le nystagmus était complétement inconnu.

Cependant, dès 1855, le D' Schauenburg (2) en avait fait un trouble de l'innervation. C'était pour lui une hyperkinénie des nerfs moteurs du globe oculaire se traduisant par des convulsions cloniques des muscles auxquels ils se rendent : les muscles droits internes et externes déterminaient primitivement des mouvements, lesquels en faisaient naître d'autres par suite de la contraction consécutive du muscle grand-oblique. Mais il n'appuyait son opinion sur aucune preuve, et il ne fit pas faire un pas à la question.

Elle n'a commencé à être étudiée sérieusement que lorsque a paru le travail du professeur Boehm.

Cet auteur, en 1859, assimile le nystagmus au strabisme. Il en attribue la cause au trouble fonctionnel d'un seul muscle oculaire, de l'interne surtout, dans l'œil qui a la plus grande puissance visuelle. Ce n'est pas une crampe, dit-il, qui produit les mouvements désordonnés de l'œil. Un des muscles est rigide et inextensible. Lorsqu'il devrait céder à la contraction de

(1) Der Nystagmus und dessen Heilung. Berlin, 1857.
(2) Systematische Uebersicht der Nervenkrankheiten des Auges. Von D' Schauenburg. (Deutsche Klin. 20, 1855.)

— 5 —

son antagoniste, il lui résiste, et le mouvement communiqué à
l'œil au lieu d'être uniforme et calme, est composé d'oscillations produites par la lutte entre les deux muscles. Ou bien, au
contraire, le muscle malade a une faiblesse originelle et une
propension à se laisser distendre. Dès qu'il veut entrer en contraction, il ne peut l'emporter sur son antagoniste par un seul
effort, il faut qu'il s'y reprenne à plusieurs fois au moyen d'une
série de petites contractions successives et rapides. De là deux
formes de nystagmus que Boehm désigne sous le nom de nystagmus tonique et de nystagmus atonique.

Il admet dans ces deux classes plusieurs variétés, chacune
d'elles se subdivisant à son tour en sous-variétés, suivant les
muscles qui sont malades.

Passant ensuite à l'étude de l'étiologie, l'auteur allemand reconnaît au nystagmus trois ordres de causes :

1° Ou bien cette maladie est le résultat d'une inflammation
oculaire survenant dans les premiers temps de la vie, c'est le
nystagmus acquis ;

2° Ou bien elle est héréditaire ;

3° Ou bien, quoique les parents en fussent exempts, ils ont
transmis à leurs enfants des conditions suffisantes pour qu'ils
devinssent nystagmiques.

Enfin la question du traitement est également abordée dans
ce livre, et la comparaison que l'auteur fait du nystagmus avec
le strabisme lui inspire l'idée d'un traitement orthopédique
par les exercices de la vue et les verres appropriés, et d'un
traitement chirurgical par la ténotomie.

L'opinion de Boehm n'est pas à l'abri de la critique et elle
n'a pas tardé à être vivement attaquée. En 1859, le Dr Nakonz (1) se fondant sur l'observation de vingt-six cas étudiés
par lui à la clinique du professeur Ruetc se refuse à voir la
cause du nystagmus dans le défaut d'extensibilité ou dans la

(1) Ueber den Nystagmus, von Dr G. Nakonz (Archiv für Ophthalmologie, 1859, V. p. 37.

trop grande faiblesse d'un ou plusieurs des muscles de l'œil. Il envisage cette maladie comme une névrose analogue à la chorée, à la paralysis agitans, au tremblement.

Plus tard, en 1861, un médecin belge, Decondé (1), mort tout récemment, est également porté à croire que le nystagmus est une affection d'origine nerveuse, quelquefois liée à des lésions graves de l'œil, survenues pendant la vie fœtale ou dans la première enfance. Se fondant sur les expériences faites par Bonnet de Lyon pour établir l'action des muscles de l'œil, expériences répétées par lui très-incomplétement d'ailleurs, il prétend que le nystagmus monoculaire est dû aux contractions spasmodiques du muscle oblique supérieur ou grand oblique, et qu'il faut, pour produire le nystagmus bioculaire, que l'intervention du petit oblique vienne s'ajouter à l'action de son antagoniste. Trois genres de troubles dans l'action musculaire peuvent être attribués d'après lui aux obliques de l'œil :

1° Le raccourcissement amenant la déviation permanente oblique en dehors de l'œil;

2° La convulsion tonique accompagnée d'un résultat semblable et dont la durée est subordonnée à celle de la contracture;

3° La convulsion clonique, le spasme qu'il désigne sous le nom de balancement oculaire.

La même année, Stelwag von Carion (2) fait remarquer la liaison qu'il y a entre le nystagmus et les troubles de la réfraction. Le tremblement des yeux apparaît, dit-il, à la suite des efforts que font les malades pour fixer les objets, de la même manière que le strabisme avec lequel il coïncide si souvent. Il y a donc entre les troubles de la réfraction et le nystagmus une relation de cause à effet.

(1) Decondé. Archiv. belges de médecine militaire, 1861, t. XXVII, et dans les Annales d'oculistique, 1861.

(2) Stelwag von Carion. Lehrbuch der practischen Augenheilkunde; Wien, 1861, cité par M. Kugel.

Une opinion qui se rapproche un peu de la précédente, est celle d'Arlt (1). Cet auteur assure que le nystagmus « existe dans l'intérêt de la vue ; » qu'il n'est autre chose qu'une série de petits mouvements réflexes, plaçant et replaçant très-rapidement le même point d'une rétine peu sensible sous l'influence des mêmes excitations. La cause réelle du nystagmus siége dans « l'empêchement de fonctionnement » de la rétine.

Enfin le Dr Kugel de Bucharest (2), dans les *Archives d'ophthalmologie* en 1866, et plus tard dans un mémoire français inséré dans les *Annales d'oculistique*, range les causes du nystagmus en trois catégories.

Dans la première, le tremblement oculaire dépend de ce que la fixation centrale n'est guère possible, par suite d'un défaut d'éducation, d'où primitivement les oscillations de l'œil qui amènent à la longue des altérations dans l'action musculaire.

Dans la deuxième, c'est un défaut de sensibilité de la rétine qui provoque le tremblement.

Enfin, la troisième comprend les cas beaucoup plus rares, suivant l'auteur, dans lesquels il y a faiblesse congénitale des muscles externes avec faiblesse de l'accommodation.

Ajoutons pour terminer ce court aperçu historique que M. Javal (3) a signalé dès 1867 la coïncidence fréquente du nystagmus avec l'astigmatisme, et qu'il a trouvé dans tous les cas qu'il a pu étudier, cet astigmatisme fort et conforme à la règle.

Or, aucune de ces interprétations ne nous paraît acceptable.

Sans parler de cette action réflexe qui partirait de la rétine

(1) Arlt, die Krankheiten des Auges, Prag, 1863, cité par M. Kugel.
(2) Léopold Kugel von Bucharest, Archiv für Ophthalmologie, 1866. XII, p. 66.
Léopold Kugel, de Bucharest. Sur le Nystagmus, Annales d'oculistique, 1868, t. IX, p. 209.
(3) Juval, chapit. astigmatisme, p. 834, dans Wecker. Traité des malad. des yeux. Paris, t. II.

pour aller déterminer des mouvements de l'œil dans l'intérêt de la vue, sans parler de cette hypothèse dépourvue de preuves suffisantes, nous rejetons d'emblée le nystagmus tonique et atonique de Boehm. Il n'y a jamais défaut de tonicité, il n'y a pas de muscle paralysé dans le nystagmus; car il en résulterait, s'il en était ainsi, une déviation permanente ou périodique, mais non un tremblement de l'œil. Le premier effet de la paralysie ou seulement de l'*impotence* d'un muscle, n'est-il pas d'amener une plus grande action de son antagoniste qui l'emporte immédiatement sur lui et se rétracte consécutivement pour maintenir le levier dans une position vicieuse? Or le strabisme n'est pas chose constante dans les cas dont il s'agit, et son mécanisme est bien différent de celui du nystagmus. Ce dernier n'est jamais produit par une paralysie, il est donc toujours tonique.

Ni les anomalies de réfraction, ni les lésions du fond de l'œil ne sont des causes de nystagmus, rien, du moins, n'autorise à l'admettre. Si presque toujours ces désordres l'accompagnent, c'est qu'alors le nystagmus et eux reconnaissent la même origine.

Quant à l'insuffisance musculaire, il faudrait s'entendre sur ce mot. Nous pensons, en effet, qu'il existe souvent, sauf les cas incontestables de nystagmus nerveux, de l'insuffisance des muscles de l'œil. Mais si elle joue un rôle dans le mécanisme de la maladie, elle ne peut servir à l'explication.

Nous ne pouvons donc prendre comme point de départ de ce travail aucune des classes arbitrairement imposées par les auteurs aux différentes espèces de nystagmus. L'étude attentive des cas que nous avons vus et des observations que nous avons trouvées dans la science, nous a inspiré une manière de voir toute différente.

Quelle sera la base de notre classification? Voici celle que nous croyons la meilleure et qui nous paraît devoir être adoptée :

Ou bien le nystagmus dépend d'une lésion dans les centres

nerveux ; ou bien il est produit par une maladie des muscles de l'œil. De là pour nous deux grandes divisions à établir et qui dominent le plan tout entier de ce travail : nystagmus symptomatique, et nystagmus proprement dit, simple ou idiopathique.

Dans la première division, nous verrons que les lésions des centres nerveux ont leur siége dans le cerveau proprement dit, dans le mésencéphale et le bulbe rachidien. Elles peuvent être traumatiques ou spontanées, telles que ramollissement, hémorrhagie, productions syphilitiques ou autres ; on les rencontre chez les enfants et chez les adultes. Il nous a semblé résulter de nos recherches que plus la lésion se rapprochait du mésencéphale, plus le nystagmus était durable et permanent. Tout cela sera l'objet de la première partie de notre thèse.

Dans la seconde partie, nous trouverons tout de suite deux grandes classes à établir, selon que le nystagmus est congénital ou acquis. Le mot congénital n'est pas le moins du monde synonyme d'héréditaire. La transmission directe du nystagmus des pères et mères à leurs enfants est douteuse. Nous entendons avec Boehm, que les parents bien qu'exempts de la maladie, lèguent à leurs descendants toutes les conditions suffisantes pour qu'ils deviennent nystagmiques. Nous ne voulons pas dire non plus que cette affection apparaît au moment de la naissance ; car on ne l'observe guère avant le deuxième mois de la vie, mais elle se produit en vertu d'une disposition congénitale, ce qui la distingue essentiellement de la suivante.

En effet, le nystagmus acquis survient dans un œil qui peut ne pas être fait pour le recevoir, et sous l'influence d'une cause extérieure. Il est le plus ordinairement occasionné soit par un traumatisme, soit par une inflammation de certaines parties du globe de l'œil étendue aux muscles et ayant déterminé dans les organes des changements anatomiques.

Le tableau suivant est destiné à rendre compte du plan que nous nous proposons de développer.

NYSTAGMUS

symptomatique d'une......

Lésion de l'encéphale. .
  traumatique..
  spontanée. ...
    Tubercules......
      Chez les enfants.. } Nystagmus passager.
    Ramollissement..
      Chez les adultes..
    Hémorrhagie. ...

Lésion du mésencéphale ou du bulbe rachidien
  traumatique.
  spontanée....
    Sclérose......... } Nystagmus plus durable.
    Syphilis.........

simple ou idiopathique.

congénital............
  1° D'origine nerveuse ou spasmodique.
  2° Mixte.
  3° Insuffisance musculaire par arrêt de développement.

acquis................
  volontaire ou simulé.
  traumatique.
  inflammatoire.
    Ophthalmie des nouveau-nés.
    —   variolique.
  rhumatismal.
  par exophthalmie.

Ce tableau nous dispense d'insister davantage sur le programme que nous avons à remplir. Nous tâcherons de donner une symptomatologie du nystagmus tirée, en grande partie, de nos observations, et complétée à l'aide d'autres signes fournis par les auteurs.

Nous terminerons enfin par quelques considérations sur l'étiologie du nystagmus, sur son diagnostic et sur son traitement.

Mais avant de pénétrer au cœur de notre sujet, nous tenons à dire quel précieux concours nous a prêté M. le Dr Javal, soit en nous communiquant des observations inédites, soit en nous permettant d'examiner avec lui ses malades. Bien que nous n'ayons pas attendu ce moment pour remercier notre savant ami, nous saisissons avec empressement l'occasion de lui rendre un public hommage. Ces documents renferment des idées qui lui sont particulières, et notre manière de voir diffère peut-être de la sienne sur certains points. Malgré l'amitié qui nous unit, nous demanderons à M. Javal la permission, non pas de le combattre, mais de lui présenter quelques objections. Il a toujours fait lui-même un trop intelligent usage de la critique scientifique, pour voir dans cette discussion autre chose qu'un témoignage de grande estime pour ses travaux, en même temps qu'une preuve du désir sincère que nous avons d'arriver à la vérité.

Nous tenons aussi à adresser des remercîments à notre excellent camarade et ami dévoué Paul Berger, interne dés hôpitaux, dont la connaissance approfondie de la langue allemande nous a singulièrement facilité la lecture des principaux ouvrages que nous avons eu à consulter, ainsi qu'à notre vieil ami, M. Émile Roux, qui a bien voulu nous traduire les observations anglaises.

PREMIÈRE PARTIE.

Nystagmus symptomatique.

Cette première partie comprendra l'étude du nystagmus apparaissant dans les maladies des centres nerveux. On trouve ce symptôme aussi bien dans les affections de l'encéphale proprement dit que dans celles des parties supérieures de la moelle ; mais il présente des caractères différents suivant que les lésions siégent dans l'une au l'autre de ces régions. Nous sommes donc tout naturellement conduit à écrire deux chapitres correspondant à ces deux cas.

CHAPITRE I.

DU NYSTAGMUS DANS LES LÉSIONS DE L'ENCÉPHALE.

Le nystagmus symptôme d'une lésion de l'encéphale est loin d'être rare, sans doute. S'il est peu indiqué par les auteurs, c'est qu'il a passé complétement inaperçu dans l'étude de signes plus importants. Les paralysies du mouvement, les contractures et les convulsions, plus récemment les différents troubles de la sensibilité et de la température, les mouvements réflexes, ont plus vivement préoccupé les observateurs. D'ailleurs, on ne contestera pas que les nombreux et remarquables travaux qui ont jeté, dans ces derniers temps surtout, une si vive lumière sur la description des lésions anatomiques dans les affections cérébrales, sur leurs causes et sur leur processus, aient quelque peu laissé dans l'ombre tout un ordre de faits non moins intéressants et bien dignes de provoquer, au premier chef, les recherches approfondies des pathologistes.

C'est ainsi qu'il n'existe actuellement dans la science aucun signe absolu qui permette de diagnostiquer à coup sûr le ramollissement d'avec l'hémorrhagie cérébrale. A peine pouvonsnous soupçonner le siége de ces lésions en nous aidant de toutes les ressources de la physiologie moderne. Et cependant les fruits qu'ont portés les premières tentatives faites dans cette voie sembleraient devoir nous y encourager.

Qui ne sait, par exemple, quel rôle tendent à jouer les troubles de l'appareil de la vision dans l'étude de la pathologie cérébrale! L'ophthalmoscope nous a révélé des rapports intimes entre les altérations du fond de l'œil et différentes lésions de nutrition dans la substance du cerveau. Depuis longtemps le strabisme et les phénomènes oculo-pupillaires sont connus des médecins autant que des ophthalmologistes.

Le lecteur nous pardonnera donc d'oser appeler son attention sur un symptôme secondaire, il est vrai, mais qui mérite néanmoins d'être pris en considération. Nous l'étudierons successivement chez les enfants et chez les adultes.

§ 1. — *Du Nystagmus dans les lésions cérébrales chez les enfants.*

Les mouvements convulsifs des yeux ont été signalés depuis longtemps dans les différentes affections cérébrales chez les enfants, notamment dans lestubercules du cerveau. Nous pourrions en citer des observations à loisir. Les auteurs qui en rapportent sont nombreux ; il nous suffira d'en nommer quelquesuns.

Odier, de Génève (1), insiste sur les convulsions du globe oculaire dans l'hydropisie des ventricules du cerveau. Il ne les confond point avec les contractions oscillatoires de la pupille qu'il a le premier décrites, et dont il fait un des principaux caractères de l'affection. Dans tous ces cas, il a trouvé un épanchement de sé-

(1) Mémoire sur l'hydrocéphale interne, ou hydropisie des ventricules du cerveau, par Odier, de Genève, dans : Histoire de la Société royale de médecine, année 1779, t. III, p. 194.

rosité dans les ventricules, mais le cerveau était sain, dit-il, à l'exception de quelques adhérences avec les méninges. Il est vrai que ce n'est que bien plus tard qu'on a appris à reconnaître les granulations tuberculeuses.

Brachet (1) ajoute également une certaine importance aux mouvements convulsifs des yeux dans l'hydrocéphalite. Il cite même une observation de Mathey, dans laquelle les mouvements convulsifs, sans troubles pupillaires, mais accompagnés de convulsions des membres, ont permis de reconnaître l'hydrocéphalite d'avec la fièvre ataxique. Ce diagnostic différentiel a été justifié par l'autopsie.

Enfin, les divers traités spéciaux, et même les livres classiques de pathologie interne font mention du tremblement des yeux dans les affections cérébrales de l'enfance, telles que méningite tuberculeuse, hydrocéphale aiguë et chronique, etc. Rilliet et Barthez (2), tout en faisant remarquer que les troubles de la motilité sont moins fréquents que ceux de l'intelligence, attirent cependant l'attention sur ces convulsions partielles, dont voici un exemple extrait de leur ouvrage (p. 568).

OBSERVATION I.

Duteil, âgé de 2 ans, avait une tuberculisation générale avancée, lorsqu'il est pris de *convulsions du globe oculaire,* de roideur de la mâchoire. Les pupilles sont petites et contractées; la sensibilité est abolie à la peau, à la conjonctive et à la narine droite. Il reste sept heures dans cet état et meurt. On trouve des groupes de tubercules miliaires entourés de pus concret en arrière et en avant de l'hémisphère gauche, plus trois gros tubercules dans le lobe droit du cervelet.

Tous ces auteurs et avec eux Hufeland (3), Coindet (4), Briche-

---

(1) Essai sur l'hydrocéphalite ou hydropisie aigue des ventricules du cerveau. 1818.

(2) Rilliet et Barthez. Traité des maladies des enfants, t. III.

(3) Hufeland cité par Itard, dict. en 60 vol.

(4) Coindet. Mémoire sur l'hydrencéphale. Genève, 1817.

teau (1), Itard (2), Blache (3), indiquent parmi les causes de l'hydrocéphale aiguë, les fièvres éruptives et notamment la scarlatine. C'est de cette manière qu'il faut expliquer d'après nous le fait suivant rapporté par Krauss (4).

OBSERVATION II.

A Tubingen, sur une jeune fille âgée de 5 ans et demi, plongée dans un état typhoïde, Krauss observa le balancement latéral des yeux, fait assurément rare dans la fièvre scarlatine.

Très-peu explicites sur les mouvements convulsifs des yeux, qu'ils ne font que mentionner, les auteurs n'ajoutent aucuns détails ni sur leur apparition, ni sur leur cause. Un pareil phénomène doit avoir cependant sa signification.

Odier les considérait comme appartenant spécialement à l'hydropisie des ventricules, puisqu'ils accompagnaient ces contractions oscillatoires, regardées par lui comme pathognomoniques de la maladie ; mais Coindet fait observer que ces derniers troubles ne sont pas tout à fait propres à l'hydrocéphale aiguë, puisqu'on les rencontre aussi dans d'autres circonstances chez les enfants, en particulier dans l'apoplexie cérébrale. Nous venons de voir que Brachet distinguait, grâce aux convulsions du globe oculaire, l'hydrocéphale aiguë de la fièvre ataxique.

Mais là se borne tout ce que nous pouvons dire du nystagmus symptomatique chez les enfants.

En sorte que n'ayant aucune expérience propre sur le sujet en question, nous nous contentons de les signaler sans nous y arrêter davantage. Nous croyons toutefois que l'apparition des mouvements convulsifs du globe de l'œil dans les maladies de

(1) Bricheteau. Mémoire sur l'hydrocéphale interne ou hydropisie aigue des ventricules du cerveau, dans : Journal complémentaire des sciences médicales. 1820, t. VI.

(2) Itard. Dictionnaire en 60 volumes, t. XXII, art. hydrocéphale.

(3) Blache. Dictionnaire en 30 volumes, art. hydrocéphale.

(4) Annales d'oculistique, t. XXXVII, p. 87.

l'encéphale chez les enfants est d'un fâcheux augure. Le caractère du pronostic nous paraît tiré de la gravité même de la maladie. Il nous suffira d'appuyer notre dire sur l'opinion de Rilliet et Barthez, qui ne les ont jamais vu survenir que peu d'heures ou un jour ou deux avant la mort.

En revanche, rien n'est plus facile que d'établir la valeur de ce symptôme chez l'adulte, bien qu'il ne soit pas connu davantage de la grande majorité des médecins.

§ 2. — *Du Nystagmus dans les lésions cérébrales chez les adultes.*

Le nystagmus avec lésion cérébrale a été signalé pour la première fois chez l'adulte par Bright et Mackenzie (1).

Dans le cas de Bright, il s'agissait, paraît-il, d'une compression du cerveau à la suite d'une asphyxie par le charbon. Il nous a été impossible de retrouver cette observation.

Mais chez le malade de Mackenzie, il y avait une compression de cerveau par un épanchement de sang, à la suite d'une fracture du crâne. Le mouvement des yeux s'était manifesté pendant quelques heures avant la mort. Il persistait sans interruption, même quand les paupières étaient fermées.

Mais les savants anglais ne donnent aucune explication de ces faits. Les auteurs qui les citent après eux les considèrent comme tout à fait exceptionnels et n'en tirent aucune conséquence.

En 1867, notre collègue, M. Lépine (2), interne des hôpitaux, a publié deux observations d'hémorrhagie sous-méningée dans lesquelles il note, mais sans y insister davantage, le nystagmus entre autres phénomènes oculaires.

Moins d'un an après, notre ami, le Dr Prevost, de Genève (3),

(1) Citation de Wecker. Loc. cit., p. 477 et Fano. Trait. des mal. des yeux, t. II, p. 661.

(2) Lepine. Note sur deux cas d'hémorrhagie sous méningée. (Gaz. méd. de Paris, 1867, p. 700 et 798, et Mém. de la Soc. de biologie.)

(3) J.-L. Prévost. Thèse de Paris, 1868.

faisait paraître une excellente dissertation sur un symptôme encore peu étudié, bien que vu déjà par MM. Gûbler et Vulpian, et qu'il désignait sous le nom de déviation conjuguée des yeux et de rotation de la tête dans les cas d'hémiplégie. Incidemment, il est parlé dans ce travail du nystagmus, mais nulle part l'auteur n'en a établi l'importance diagnostique et pronostique.

C'est ce que nous allons tâcher de faire en cherchant les rapports qui unissent ce phénomène avec les lésions cérébrales, d'une part; de l'autre, avec les signes par lesquels elles se manifestent à nous pendant la vie. Et puis, après avoir contrôlé par l'expérimentation physiologique le résultat obtenu, nous essayerons de dégager l'inconnue de ce problème et de poser, si faire se peut, toute la valeur séméiologique du tremblement oculaire.

En attendant, voici la relation d'un cas qui servira de type à notre description.

OBSERVATION III.

Due à l'obligeance de M. Joffroy, interne des hôpitaux.

Commaille (Henriette), 81 ans, entre le 22 février 1869 à l'infirmerie de la Salpêtrière (service de M. Charcot). Cette femme a perdu connaissance cette nuit, pendant une heure environ, vers une heure du matin. Dans la nuit, vers cinq heures, elle ne parlait pas encore et ne reconnaissait pas les personnes qui l'entouraient.

En ce moment, elle a eu une légère rotation de la tête à droite, avec déviation très-accentuée des yeux de ce côté. *Un peu de nystagmus.* Les pupilles sont assez dilatées. Elle a de légers symptômes de paralysie faciale. Le pli naso-labial droit est plus accentué que le gauche. La commissure de ce côté est un peu élevée. Les plis frontaux sont un peu effacés.

Le bras gauche est dans la résolution complète. Aucun mouvement n'est possible. Les doigts sont tous un peu fléchis, sans qu'il existe d'autres signes de contracture. La sensibilité semble très-fortement émoussée à ce bras. La jambe gauche est également entièrement paralysée du mouvement, mais avec une roideur musculaire marquée. La sensibilité semble assez bien conservée. La malade pincée à cette jambe se plaint, et il se produit dans ce membre des mouvements réflexes étendus.

La température ne présente pas de différence aux membres supérieurs.

Le genou gauche est un peu plus chaud que le droit.

La malade répond passablement aux questions qu'on lui adresse et parle assez bien quoique bredouillant un peu.

Langue blanche, humide.

Respiration un peu bruyante et assez marquée, mais pas de ronflement.

Cœur, rien.

Soir. — Elle a eu deux nouvelles attaques avec efforts de vomissements. Elle a rendu une petite quantité de bile et a cessé de parler. Depuis elle a prononcé quelques paroles. Dix minutes environ après l'attaque, on lui trouve la figure pâle et froide.

La tête est sur la ligne médiane, les yeux fermés. Les globes oculaires sont tournés à droite presque complétement immobiles; cependant par instants *un léger nystagmus;* bouche entr'ouverte. La malade respire bruyamment, profondément, mais sans ronflement et assez rapidement. Elle a eu le hoquet pendant un court moment.

La malade semble plongée dans un coma assez profond, mais secouée et interrogée brusquement, elle répond en bredouillant qu'elle a mal à la tête, et désigne de sa main droite la région frontale.

La face est comme il a été dit ce matin ; le bras est entièrement flasque et presque complétement insensible. Elle ne retire pas son bras quand on le pince fortement, et il ne se produit aucun mouvement réflexe.

Le jambe est également dans la résolution avec un peu de roideur musculaire.

Pincée fortement à la jambe, il se produit de grands mouvements réflexes et la malade se plaint.

Pas de différence de température à la face ni aux membres supérieurs, mais le genou gauche est plus chaud que le droit. Température rectale, 37° 1⁣|2.

23 février. Pouls, 18. La malade est couchée, avec la tête tournée à gauche, mais on la ramène assez facilement sur la ligne médiane et même à droite. Mais il y a toujours une tendance manifeste à la rotation à gauche.

Les yeux sont toujours tournés à droite, mais moins qu'hier. La malade est dans le coma, mais on l'en tire facilement en la remuant, en la pinçant, et alors la malade se plaint et parle en bredouillant.

Les membres paralysés sont toujours dans le même état; flaccidité au bras et un peu de roideur musculaire à la jambe.

La température est beaucoup plus élevée au genou gauche qu'au genou droit, mais cette différence de température n'est pas marquée tout le long du membre; elle ne l'est qu'au genou. Les bras sont également à la même température; cependant au coude il semble y avoir une différence à l'avantage du côté paralysé, toutefois moins considérable qu'aux genoux. Température rectale, 38o 2|5. Du côté gauche paralysé, il y a sur la fesse une plaque érythémateuse qui n'existe pas du côté opposé, mais il n'y a pas d'eschare.

Soir. — La malade cause par moments, mais on ne peut comprendre ce qu'elle dit.

Rotation marquée de la tête à gauche; les yeux sont fermés, les paupières relevées, on voit que le globe oculaire regarde en avant; il n'y a plus de rotation à droite; il n'y a plus de *nystamus*. Ses pupilles sont égales et assez dilatées. Tout le membre supérieur gauche est plus chaud que le droit. Au membre inférieur, il n'y a que le genou gauche qui soit plus chaud que le droit.

La malade vient de tousser avec une toux grasse, indiquant la présence de mucosités dans la trachée ou l'arrière-bouche.

Toujours flaccidité du bras et une certaine tonicité musculaire au membre inférieur. Température rectale, 38°,1|5.

24 février, matin. — Coma profond dont on ne peut pas la tirer; ne parle plus. Yeux fermés. Tête fortement tournée à gauche. Les yeux sont : celui de droite tourné sensiblement directement en avant, celui de gauche un peu tourné à gauche; *pas de nystagmus*. Paralysie faciale gauche ; la malade fume la pipe.

Même état des membres. Seulement, il n'y a pas ce matin de différence de température bien marquée. La différence la plus sensible serait en faveur du bras droit qui serait plus chaud que le gauche.

Sur la fesse gauche, au lieu d'élection, l'épiderme se détache laissant à nu le derme ecchymosé.

A droite, au lieu symétrique, il y a une très-faible rougeur érythémateuse. Température rectale, 39°, 2/5.

Soir. — Même état que ce matin. Coma profond. La malade se met à ronfler. Pas de rotation de la tête ; pas de déviation des yeux. La face est très-rouge ; le côté gauche plus chaud que le droit. Les avant-bras et les mains sont très-chaudes, mais sans différence. Le genou gauche est froid. Le genou droit non paralysé est chaud. Toujours peu de contracture. Température rectale, 39°, 2|5.

25 matin. — Coma profond ; respiration assez rapide, bruyante, un peu de stertor ; pas de ronflement. Soulèvement de la langue se faisant un peu avant celui de la poitrine. Les yeux sont fermés. L'œil

droit regarde à droite avec pupille dilatée; l'œil gauche regarde un peu à gauche, avec pupille beaucoup plus petite.

Pas de différence de température à la face ainsi qu'aux membres supérieurs; très-peu aux genou gauche qui est plus chaud que le droit.

Le larynx s'abaisse notablement à chaque inspiration. Pouls fréquent, faible, extrêmement irrégulier.

Muguet. Température rectale, 40°.

Soir. — Pas de différence de température. Coma très-profond. Résolution générale. Rotation de la tête à droite. Les yeux sont fermés, regardant en avant; celui de droite un peu à gauche. Respiration, 28. Température rectale, 40°.

Nécropsie. — Sur la partie supérieure droite de l'aponévrose épicrânienne, on remarque une coloration rosée plus foncée qu'à gauche.

Méninges. — La dure-mère étant mise à un, on la voit violacée, imbibée de sang, et quand on l'enlève à droite, on la trouve adhérente aux circonvolutions, et on amène avec elle un peu de substance grise.

Les veines de la pie-mère sont gorgées de sang. Du côté gauche et à la partie antérieure du lobe frontal, adhérence du même genre, mais moins forte.

Les circonvolutions sont aplaties, tassées dans les deux hémisphères, et la surface du cerveau présente une coloration vineuse, violacée, générale.

L'hémisphère droit est, dans toute sa partie antérieure, on ne peut plus ramolli.

Le cervelet ne participe pas à la coloration générale, non plus que la protubérance; les autres points des centres nerveux encéphali ues présentent une coloration pâle, comme on l'observe à l'état normal.

Sur la dure-mère crânienne, au niveau du lobe droit du cervelet, dans la fosse occipitale interne, inférieure, droite, arborisation vasculaire assez marquée.

La protubérance est élargie, et la coupe paraît avoir été aplatie d'avant en arrière et de haut en bas. La partie gauche est plus que doublée, tandis que la partie droite ne présente qu'un volume normal.

Le pédoncule cérébral gauche est également élargi; il paraît à la coupe d'un volume supérieur à celui du côté droit, du double environ.

Le pédoncule du côté droit présente le volume et l'aspect ordinaires.

Hémisphère gauche. — La pie-mère est assez adhérente, et s'enlève par fragments. Dans le prolongement occipital du ventricule latéral et à la partie externe de ce même prolongement, on trouve deux foyers de ramollissement : le premier, surtout, assez considérable et faisant suite immédiatement à l'extrémité postérieure du ventricule.

Hémisphère droit. — L'hémisphère droit est dans un état de ramollissement tel qu'il est transformé en une bouillie informe, surtout à sa partie antérieure. Dans l'artère carotide, dans l'artère sylvienne et dans la cérébrale antérieure du côté droit, on trouve un caillot dur, rouge, granuleux, assez adhérent, et qui ne date certainement que de quelques jours.

La couche optique et le corps strié, à peine reconnaissables, sont tuméfiés et ramollis. Tout l'hémisphère est ramolli, mais avec une tuméfaction très-prononcée. La substance cérébrale, réduite en bouillie, emprunte son aspect liquide à une sérosité roussâtre qui l'imprègne.

Ce ramollissement présentait l'aspect d'un ramollissement ancien. Il n'a pas été fait d'examen microscopique, et les renseignements ne nous apprennent pas que la malade fût hémiplégique avant l'attaque du 22 février dernier.

Cependant, encore une fois, dans bien des points, la matière ramollie avait cet aspect granuleux, jaune roussâtre, particulier aux ramollissements anciens.

Cavité thoracique. — Cœur. Le péricarde est incisé et présente tous les signes d'une ancienne péricardite localisée à la base et à toute la partie antérieure.

Pas d'insuffisance des valvules aortiques. Le muscle cardiaque est mou, flasque, de couleur brune ; un peu d'induration des valvules aortiques, mais aucune lésion empêchant le jeu régulier de cet organe.

Le foie est aplati considérablement.

Le canal cystique est dilaté, ainsi que la vésicule biliaire, par de nombreux calculs. On trouve de la bile dans le canal cystique, qui renferme en même temps des calculs du volume d'une petite noisette et qui sont en train de sortir.

La crosse de l'aorte et l'aorte thoracique sont couvertes de plaques athéromateuses, mais sans aucune ulcération. L'aorte descendante est presque saine.

Reins. — A la surface du rein droit, il existe une excavation témoignant d'un ancien infarctus. La coupe à ce niveau fait voir deux infarctus anciens.

Cette observation porte à soixante le nombre des faits qui

nous servent pour l'étude du nystagmus dans les affections cérébrales chez l'adulte. Nous ne les citons pas tous *in extenso*, pour ne pas dépasser les proportions d'étendue que nous avons imposées à ce travail. Nos lecteurs voudront bien se reporter aux diverses publications que nous avons toujours soin d'indiquer.

Voyons maintenant ce que nous donnent les autopsies.

De même que la déviation conjuguée des yeux et la rotation de la tête, le nystagmus existe principalement dans les cas d'hémorrhagie cérébrale et de ramollissement. Chez les malades dont M. Lépine rapporte une assez longue histoire, il s'agissait d'une hémorrhagie méningée, mais on a trouvé sur l'un d'eux des points de la substance cérébrale ramollis, et dans les deux cas des extravasations sanguines assez considérables dues à la rupture de petits anévrysmes, dont le microscope avait révélé la présence. Du reste, la nature de la lésion ne paraît pas avoir d'influence sur la production du tremblement oculaire. Presque toujours, le ramollissement et l'hémorrhagie se trouvent réunis; cinq fois il n'y a eu que de ramollissement, quatre fois l'hémorrhagie était seule, partout ailleurs ces deux lésions se compliquaient mutuellement.

Le siége de la lésion n'a pas une plus grande importance. Sauf les parties antérieures des hémisphères cérébraux qui ne sont lésées dans aucun cas, il ne semble pas y avoir de lieu d'élection, de territoire spécial devant donner naissance au nystagmus. Deux fois, en effet, la substance grise des circonvolutions du lobe sphénoïdal était atteinte, trois fois on a trouvé les méninges malades, une fois comme dans le cas que nous rapportons, il y avait ramollissement et hémorrhagie dans la substance grise avec altération des méninges, une seule fois aussi c'était dans le centre ovale. Il nous a semblé que le siége le plus habituel des lésions était le corps strié et la couche optique. Puis viennent les pédoncules cérébraux. Dans l'observation que nous donnons, le cervelet et surtout la protubérance ont été atteints; la lésion est même assez singulière. Il est fâcheux que l'examen microscopique n'ait pas été fait, peut-être eût-il été possible de considérer cet aplatissement de la protubérance comme le résulat d'une dégénérescence secondaire.

Si nous en croyons l'analyse de nos observations, toutes ces lésions qui sur le vivant ont donné lieu, entre autres phénomènes, à du nystagmus, existent plus souvent à droite qu'à gauche. Nous les trouvons, quelles qu'elles soient, ramollissement ou hémorrhagie, onze fois du côté droit et quatre fois du côté gauche. Nous avouons ne pouvoir trouver nulle part la raison de cette préférence pour le côté droit, ni dans l'examen minutieux des symptômes concomitants, ni dans la physiologie pathologique. Dans toutes les observations de déviation conjuguée des yeux sans nystagmus, les lésions sont aussi beaucoup plus fréquentes à droite qu'à gauche. Est-ce là une pure coïncidence, ou bien le ramollissement et l'hémorrhagie étant eux-mêmes plus fréquents à droite, pouvons-nous expliquer tout naturellement ainsi la plus grande fréquence de la déviation conjuguée avec ou sans nystagmus dans les lésions du côté droit? Il nous serait bien difficile d'apporter des preuves à l'appui de cette opinion, nous n'en voyons pas. Au contraire, le siége de prédilection des caillots emboliques dans le cerveau étant l'artère sylvienne gauche, nous devrions avoir par là même des ramollissements plus fréquents à gauche.

Ce n'est donc pas l'anatomie pathologique qui peut nous donner la solution que nous demandons. Nous serons peut-être plus heureux dans l'examen des signes.

Une chose nous frappe tout d'abord, quand nous analysons les faits, c'est qu'il y a toujours *apoplexie* dans les cas de nystagmus. Sauf une exception (1) où la malade paraît avoir conservé sa connaissance tout en perdant la parole, les phénomènes apoplectiques, l'ictus ont toujours marqué le début de la maladie.

(1) Prévost. Loc. cit., obs. XXV, p. 35.

Dans toutes les observations, on voit aussi que l'hémiplégie a été complète et du côté opposé à celui de la lésion. Une fois elle était incomplète, mais il y avait de l'hémiplégie faciale. Dans le cas rapporté plus haut, l'hémiplégie faciale est également signalée.

Tantôt on a noté de la flaccidité, surtout dans les ramollissements, tantôt de la contracture ; parfois, ces deux troubles de la motilité existaient côte à côte. Mais pourquoi la contracture est-elle plus fréquente? Nous n'oserions établir aucune relation entre ce symptôme et le tremblement oculaire, bien que nous l'ayons rencontré plus souvent dans les cas de déviation seule que dans les cas de déviation avec nystagmus.

Nous n'avons pas à parler beaucoup de l'état des mouvements réflexes et de la sensibilité qui sont presque aussi souvent conservés que diminués, ou entièrement abolis.

L'examen de la température ne donne pas de renseignements plus précis. Les membres paralysés sont d'abord plus chauds que les membres sains, mais l'équilibre ne tarde pas à s'établir entre eux. La température générale du corps prise dans le rectum est finalement élevée jusqu'à 38, 39° et même 41 et 42° (obs. 1, de Lépine.)

Avec cela les mouvements respiratoires sont en général profondément troublés. D'abord ralentie, la respiration prend bientôt un caractère stertoreux, et les mucosités arrêtées dans les bronches et la trachée finissent par la rendre tout à fait embarrassée.

Tous ces symptômes n'ont probablement rien de commun avec le nystagmus, ils indiquent seulement un trouble profond de l'innervation centrale et de l'innervation vaso-motrice. C'est à cette cause générale qu'il faut attribuer la formation d'eschares au sacrum, qui viennent ajouter à la gravité du pronostic et contribuer à la fin rapide de la maladie.

Mais il est d'autres signes plus précieux parce qu'ils sont en connexion beaucoup plus intime avec le nystagmus ; nous voulons parler de la déviation conjuguée des yeux et de la rotation de la tête. Nous avons déjà dit que la déviation conjuguée des yeux avait été parfaitement étudiée par le Dʳ Prévost. On sait qu'il ne s'agit point là de strabisme ; car pour l'envisager ainsi il faudrait admettre qu'il y a à la fois strabisme externe sur un œil et strabisme interne sur l'autre. Or, le rapport des axes optiques entre eux n'est point changé ; leur direction est seulement déviée ; le malade a une tendance à regarder du côté opposé à la paralysie, par conséquent du côté de la lésion. Si on lui dit de regarder à gauche, par exemple, quand la déviation est à droite, il ne peut obéir que très-incomplétement à cette invitation. Jamais les iris n'atteignent l'angle palpébral opposé ; leur bord peut à peine dépasser le milieu de la fente des paupières, et encore il est impossible aux malades de maintenir longtemps dans cette position leur regard qu'une force invincible ramène bientôt vers la direction première.

C'est là un signe important des maladies de l'encéphale. Eh bien ! toutes les fois que les lésions donnent lieu à du tremblement des yeux, il y a en même temps de la déviation conjuguée. En était-il de même dans les cas de traumatisme rapportés par Bright et Mackenzie? C'est possible, mais on ne l'a pas noté. Cela ne veut pas dire que le premier accompagne forcément la seconde. Sur 59 observations dépouillées par nous, 13 fois seulement nous avons trouvé du nystagmus, mais jamais ce dernier n'existait sans qu'il y eût en même temps déviation conjuguée des yeux.

Du reste, ce nystagmus est essentiellement *passager;* on ne le saisit souvent que par instants. Quand il a une véritable durée, elle n'est guère que d'un jour ou deux tout au plus. Nous regrettons beaucoup de n'avoir pu étudier ce phénomène par nous-même, et sans doute il y aurait lieu d'observer avec soin son apparition et sa forme ; tout ce que nous pouvons dire, c'est que la déviation des yeux persiste très-souvent, bien que le tremblement lui-même ait cessé d'exister, mais jamais nous ne voyons le nystagmus survivre à la disparition de la déviation des yeux. Il y a là comme une subordination de l'un à l'autre, témoin notre observation de la femme Commaille : le premier jour, déviation des yeux à droite et nystagmus; le deuxième jour, les yeux sont encore tournés à droite, avec un peu de nystagmus; le soir, plus de déviation, le nystagmus a disparu ; enfin, à partir du troisième jour, la déviation a cessé, le nystagmus n'a eu garde de se montrer. Le nystagmus est donc le compagnon fidèle, mais respectueux de la déviation, il suit et ne précède jamais.

Comment se comporte-t-il par rapport à la rotation de la tête? Absolument de la même manière. Il existe toujours au moins une inflexion très-marquée de la tête dans le même sens que la déviation des yeux, c'est-à-dire du côté de la lésion, et du côté opposé à la paralysie. Nous dirons même que le nystagmus et la rotation de la tête paraissent plus intimement unis que la rotation de la tête et la déviation conjuguée des yeux. Dans toutes les observations de M. Prévost, jamais la rotation de la tête n'a fait défaut quand il y avait du trémulus, tandis que sur 47 malades qui présentaient de la déviation oculaire, sans nystagmus, 12 fois la rotation de la tête n'a pas été notée. Cette tendance qu'ont nos hémiplégiques à diriger leur tête dans un sens déterminé est tellement invincible qu'on ne peut souvent lutter contre elle sans provoquer de la douleur. Elle est, suivant nous, la cause de la contracture et de la tension des muscles du cou, dont il est parlé dans bon nombre d'observations.

Mentionnons encore, pour ne rien omettre, l'état des paupières et des pupilles. Le plus ordinairement abaissées, surtout aux approches de l'agonie, les paupières n'offrent aucune particularité importante. Cet état dépend évidemment de la paralysie, car lorsque l'une d'elles est plus abaissée que l'autre, c'est toujours du côté de l'hémiplégie qu'on observe le ptosis. Nous en dirons autant des troubles qui surviennent du côté des pupilles. Elles sont tantôt égales, tantôt inégales, dilatées ou bien contractées; les variations de leur motilité n'ont absolument rien de commun avec le nystagmus.

Mais il est un fait négatif sur lequel nous appuyons à dessein en terminant cette étude clinique, c'est l'absence complète de diploplie et de strabisme, coïncidant avec l'existence du nystagmus dans tous les cas que nous avons passés en revue. Et partant, puisqu'on observe quelquefois les deux premiers dans les apoplexies cérébrales, c'est donc que les mouvements des yeux que nous étudions en ce moment n'appartiennent pas au groupe de désordres fonctionnels dont l'appareil de la vision est ordinairement le théâtre. Nous reviendrons plus tard sur ce point.

En somme, rotation de la tête, déviation conjuguée des yeux et nystagmus sont trois phénomènes coexistants et réunis par un lien commun. Telle est du moins la réponse que nous donne l'analyse des faits cliniques. La physiologie va la confirmer.

§ 3. — *Expériences sur les animaux.*

Dès nos premières études sur le sujet qui nous occupe, nous avons tenté de produire le nystagmus sur les animaux vivants, en enfonçant dans le cerveau la pointe d'un ciseau fin ou d'un scalpel, la calotte crânienne étant préalablement enlevée. Mais nous opérions sur des rats blancs, et ces animaux supportent mal les mutilations de ce genre. L'hémorrhagie inévitable et abondante qui en résulte les tue généralement avant la fin de l'expérience. Aussi n'avons-nous obtenu que très-peu de chose. Cependant, en faisant pénétrer à plusieurs reprises l'instrument piquant dans les parties postérieures vers la protubérance, nous avons toujours vu les animaux courber fortement leur corps en arc du côté de la lésion. Cette courbure ne se produisait d'abord que passagèrement et après chaque piqûre, puis elle devenait permanente et l'animal restait hémiplégique du côté opposé à la lésion. Il y avait aussi une inflexion très-marquée de la tête dans le même sens. Puis survenaient des mouvements convulsifs

dans les muscles de la face, dans les paupières et dans les oreilles,
qui se traduisaient par le tremblotement des soies de l'animal.
Jamais, il est vrai, nous n'avons vu de nystagmus bien marqué,
mais il nous a été possible de constater qu'au moment de l'inflexion du corps et de la tête, les yeux se déviaient légèrement,
la pupille se dilatait et les *globes oculaires exécutaient des
mouvements alternatifs de retrait et d'issue dans leurs orbites.*
Nous n'obtenions rien après la blessure des parties antérieures
du cerveau.

Certes nous ne verrions pas dans ces tremblotements des yeux
une sorte de nystagmus si nous n'avions par devers nous des
faits plus positifs auxquels on peut assimiler les nôtres jusqu'à
un certain point.

Voici d'autres expériences plus concluantes et qui, par cela
même qu'elles ont été entreprises en dehors de toute idée pré-
conçue, ont à nos yeux une très-grande autorité. C'est encore la
thèse de M. Prévost qui nous les fournit (1). On trouve rapportées dans ce travail onze expériences, parmi lesquelles il en est
trois (expériences 1, 7 et 9) pratiquées sur une chienne et sur
deux lapins, qui sont extrêmement instructives.

Une plaie faite sur le côté droit de la tête pénètre profondément dans l'encéphale. Ces lésions produisent, comme on le voit
surtout dans l'expérience n° 1, une hémiplégie du côté opposé
avec abolition de la sensibilité. Comme chez nos malades on
trouve du *nystagmus passager.* Il est très-léger, c'est vrai;
mais ce fait n'a pas lieu de nous surprendre, vu la moindre
étendue des désordres. Il accompagne des mouvements de manége très-manifestes de gauche à droite, avec déviation des
yeux, très-intenses d'abord, puis s'amoindrissant graduellement. On observe en même temps le clignotement des paupières.
Les pupilles, inégalement dilatées d'abord, se contractent plus
tard et restent toujours sensibles à l'action de la lumière et de
l'atropine. Enfin, ce qui complète bien l'analogie avec les phé-

(1) Prévost. Loc. cit., p. 104.

nomènes pathologiques, pas de strabisme, pas de diplopie. Une seule fois (expér. 1) il y a eu perte de la vision ; mais nous prierons le lecteur de remarquer que cette amaurose existait sur l'œil gauche seulement, c'est-à-dire du côté de l'hémiplégie. Elle est donc le fait de la lésion même et ne se rattache pas directement à la cause à laquelle nous attribuons le nystagmus. Les animaux survivent à ces troubles, et après les avoir sacrifiés, on trouve à l'autopsie une blessure superficielle du lobe sphénoïdal, mais allant intéresser plus profondément le corps strié ou la couche optique.

M. le Dr Tillaux, professeur agrégé de la Faculté de médecine et chef des travaux anatomiques des hôpitaux, a bien voulu nous faire part d'un détail curieux qu'il a constaté une fois dans le courant d'expériences nouvelles pratiquées par lui en ce moment à l'amphithéâtre de Clamart. Sur un chien de forte taille, dans le sang duquel il injectait une notable quantité d'air par le bout périphérique de l'artère brachiale, ce savant chirurgien a vu se produire entre autres phénomènes du nystagmus. A l'autopsie, il a trouvé des lésions dans les parties postérieures du cerveau et rien dans les parties antérieures. Ces expériences étant inédites, nous ne sommes pas autorisé à en donner plus amplement connaissance.

§ 4. — *Qu'indique le nystagmus symptomatique d'une lésion de l'encéphale ?*

Le résultat nous paraît clair ; la clinique et l'expérimentation sont d'accord. Qu'est-ce que cela prouve ? Deux choses :

1° Au point de vue du diagnostic, le nystagmus est un symptôme passager qui appartient aux altérations morbides des parties postérieures du cerveau, comme l'aphasie à celles des parties antérieures. Il indique, mais non sûrement, une lésion des parties profondes, corps strié, couche optique ou protubérance, soit par un traumatisme, soit par un processus pathologique. Il complique des signes secondaires, tels que la déviation

conjuguée des yeux et la rotation de la tête qui viennent eux-
mêmes se grouper autour des manifestations fondamentales
des maladies de l'encéphale, hémiplégie, contractures, convulsions, etc.

2° Au point de vue du pronostic, c'est un symptôme grave de
lésions étendues qui survient au milieu du cortége des phénomènes les plus fâcheux. Bien qu'il disparaisse quelque temps
avant la mort, il est l'avant-coureur de l'agonie, et nous ne pensons pas qu'il faille atténuer cette signification fatale, comme
l'a fait le professeur Vulpian (1) pour la déviation conjuguée
des yeux.

Reste maintenant à expliquer la nature et à trouver, s'il est
possible, la raison physiologique de ce nystagmus, point qui
n'a été abordé, que nous sachions, par aucun auteur.

La variété des lésions, leur siége multiple, le caractère même
du symptôme que nous avons toujours vu exister temporaire-
ment chez nos malades et chez les animaux mis en expérience
ne nous permettent pas d'en rapporter la cause à la blessure d'un
centre spécial siégeant dans le cerveau.

Suivant nous, il faut considérer ce phénomène comme un
trouble fonctionnel dû à une altération de voisinage. Schiff et
Brown-Séquard (2) ont beaucoup insisté sur ce point de la
physiologie du système nerveux, à savoir, que le siége des
lésions dans les centres nerveux n'est pas toujours le point de
départ immédiat des manifestations fonctionnelles anormales
qu'on observe à leur suite. Ces lésions agissent souvent comme
agent excitateur des parties voisines, et les phénomènes qu'elles
déterminent alors sont plutôt des actes que l'on peut appeler
consensuels que des symptômes directs.

Cette explication nous satisfait pleinement, car elle s'ap-

(1) Thèse de Prévost, p. 78.
(2) Schiff. Physiolog. des Menschen. Lahr, 1859. Brown-Séquard.
Journal de physiolog., t. I.

plique parfaitement, suivant nous, au cas actuel. Nous considérons, en effet, le nystagmus comme étant de la même espèce de mouvements que la rotation de la tête et la déviation conjuguée des yeux, qu'il accompagne souvent, et que le Dr Prévost range avec tant de raison dans la catégorie des actes consensuels dont nous parlons.

En voulez-vous des preuves? Jamais le nystagmus ne coïncide avec d'autres troubles de l'appareil de la vision, tels que le strabisme et la diplopie, ce qui aurait lieu si le point d'origine des muscles de l'œil était atteint.

Il est passager, donc on ne peut l'attribuer à une cause permanente, comme le serait cette dernière.

Jamais on ne l'observe dans les maladies des parties antérieures de l'encéphale, trop éloignées des parties profondes, pour que les lésions des premières retentissent sur les secondes.

Enfin, si on le voit survenir souvent lorsque les parties postérieures sont atteintes, on peut dire aussi qu'il se produit d'autant plus aisément, qu'on se rapproche davantage des régions voisines du mésencéphale. Sa fréquence croît en raison inverse du rayon d'une sphère dont le centre précis nous est encore inconnu, et que nous allons chercher dans un second chapitre.

CHAPITRE II.

DU NYSTAGMUS DANS LES LÉSIONS DE LA PROTUBÉRANCE ET DU BULBE RACHIDIEN.

§ 1. — *Lésions traumatiques.*

C'est encore une observation de lésion traumatique qui nous a mis sur la trace du nystagmus dans les affections de la protubérance et du bulbe rachidien, et qui nous a fait songer à l'importance de ce symptôme pour le diagnostic du siége de la lésion. L'auteur a constaté, il est vrai, les oscillations des yeux, mais il a passé outre sans soupçonner le moindre rapport entre le signe fonctionnel et le point blessé.

L'histoire de ce malade, remarquable à plus d'un titre, nous offre l'exemple d'un nystagmus *permanent* dû à une lésion du bulbe rachidien. En effet, la contusion superficielle du cerveau est trop insignifiante pour avoir eu une influence quelconque sur les troubles signalés. Du reste, les symptômes médullaires y sont au complet, rien n'est en désaccord avec les notions les plus exactes de la physiologie.

L'hémiplégie est du même côté que la lésion. Il y a eu en même temps une élévation de température dans le côté paralysé, et la mort a été trop rapide pour que l'abaissement ait pu se montrer.

L'hémiplégie faciale était due à la paralysie limitée au nerf facial ; car le malade n'a présenté ni strabisme, ni autres troubles de la vue qu'une dilatation exagérée des pupilles.

Enfin les troubles de la déglutition s'expliquent très-bien par la considération du siége de la lésion au niveau du point d'émergence du nerf pneumogastrique.

Nous ferons remarquer que les déchirures sont limitées au plancher du premier ventricule, qu'elles s'étendent transversalement sans pénétrer toutefois jusqu'au niveau du sillon médian. On peut voir plus loin toute la ressemblance qu'elles présentent avec les blessures faites par M. Vulpian sur les chiens qui ont été l'objet des expériences dont nous parlerons bientôt.

Voici cette observation qui nous paraît des plus intéressantes.

OBSERVATION IV.

Med. chir. transact., vol. XLVI, p. 115. Waters.

John M....., 23 ans , marin , admis à l'hôpital du Nord , à Liverpool, en février 1863. Il était en parfaite santé lorsque, travaillant à bord de son navire, il fut frappé au côté gauche de la face par une barre de cabestan. Le coup le renversa, et il tomba sur le dos. Il fut porté à l'hôpital, où M. Hakes m'appela à le voir. Voici les symptômes notés par M. Hakes et par moi : Le malade était bien constitué et reposait dans son lit sur le dos; il avait toute son intelligence et répondait distinctement à toutes les questions, bien que cependant l'articulation des mots ne fût pas tout à fait parfaite. Il se plaignait de légers tournoiements de tête et d'un peu d'engourdissement du côté droit de la face, ainsi que du bras et de la jambe droite. Il ne pouvait avaler et avait un hoquet constant. La face était sombre, la respiration calme, et le pouls régulier, 100 pulsations. La langue était poussée en avant en ligne droite; mais la luette, à l'examen de la bouche, était dirigée vers le côté gauche de la gorge.

Il y avait perte partielle de force du côté droit de la face, ainsi que du bras et de la jambe du côté droit.

Il pouvait ouvrir et fermer les yeux à volonté; les pupilles étaient plus dilatées qu'à l'état normal, elles fonctionnaient irrégulièrement, et *les prunelles étaient constamment en oscillation.* Il ne se plaignait d'aucune affection soit de la vue, soit de l'ouïe.

Le côté droit de la face, le bras et la jambe droite, étaient d'une température bien plus élevée.que les mêmes parties du côté opposé. La sensibilité, quoique un peu moins parfaite du côté droit que du côté gauche, était conservée d'ailleurs des deux côtés.

Le malade était incapable d'avaler, et ayant été privé de nourriture pendant plusieurs heures, on lui introduisit dans l'estomac un peu de bouillon, qui fut aussitôt rejeté. Il resta ainsi, sans changement matériel, pendant environ cinq heures, et alors, ayant demandé de l'eau, il se souleva et essaya de l'avaler, mais sans y réussir. A ce moment, il se renversa dans son lit, et mourut presque subitement, ayant survécu trente-quatre heures à l'accident.

L'autopsie fut faite trente heures après la mort. Il n'y avait aucune fracture des os du crâne ni des vertèbres. La substance cérébrale était parfaitement saine et aucun épanchement ne fut trouvé. Les cavités étaient libres d'effusion fluide, et les nerfs partant de la base du cerveau, sauf l'exception mentionnée plus bas, étaient sans lésion. Il y avait une grande quantité d'humeur légèrement colorée à la base du crâne et dans le canal médullaire. Les sinus veineux de la tête étaient très-engorgés de sang, qui coulait très-librement lorsque ces vaisseaux étaient ouverts.

La base du crâne, le cerveau, avec la moelle allongée, ainsi qu'une partie de la moelle épinière, furent retirés avec soin. L'hémisphère droit du cerveau fut trouvé légèrement déchiré à sa face supérieure;

cette déchirure était très-superficielle. La moelle allongée, à sa face postérieure et du côté droit, était le siége d'une extravasation de sang s'étendant au dehors de la pie-mère et dans la substance de la moelle. L'épanchement s'étendait, mais non continuellement, d'environ 1 pouce et quart vers le bas; il était dû à deux déchirures de la substance nerveuse. Ces parties furent mises dans l'alcool et réservées pour un autre examen.

Lorsque la substance célébrale fut un peu durcie, on la soumit à un nouvel examen. On trouva que la première des déchirures produites intéressait le corps restiforme droit, lequel fut divisé transversalement par le milieu. La déchirure s'étendait intérieurement jusqu'à une très-faible distance du sillon médian du quatrième ventricule. Extérieurement, elle s'étendait jusqu'à l'origine de la huitième paire de nerfs cérébraux. Le sang était répandu entre les parties déchirées et la substance nerveuse adjacente en était infiltrée. Autant qu'il est possible d'en juger, cette déchirure enveloppait la totalité ou la presque totalité des fibres du corps restiforme et une partie de la substance grise se trouvant à la base du quatrième ventricule.

Aucune des racines de la huitième paire de nerfs n'était déchirée, mais la déchirure s'étendait jusqu'à l'origine superficielle du nerf glosso-pharyngien et des nerfs vagues et sans doute enveloppait leurs fibres profondes.

La deuxième déchirure était située juste au-dessous et à droite du bec du calamus scriptorius et à un peu plus d'un demi-pouce au-dessous de la première déchirure. Elle avait divisé cette partie de la moelle qui est connue sous le nom de pyramide postérieure, qui est la continuation de la colonne postérieure de la moelle épinière. La déchirure s'étendait jusqu'à un sixième de pouce dans la substance nerveuse. Elle s'arrêtait intérieurement à la fissure médiane et extérieurement à la ligne d'attache des racines postérieures des nerfs spinaux. Le sang était épanché au niveau de cette déchirure, mais en beaucoup moindre quantité que dans la première. La lésion était aussi moins étendue.

Ces deux déchirures principales étaient reliées par une autre verticale, qui était aussi le siége d'une effusion de sang.

Le cœur et les poumons furent examinés. Le premier était sain; les seconds étaient remplis de sang très-noir et ne présentaient entre eux aucune différence.

§ 2. *Dégénérescence de la moelle.*

On sait combien, dans ces derniers temps, la pathologie des centres nerveux s'est enrichie de faits nouveaux, depuis que les études des anatomo-pathologistes se sont dirigées sur les lésions de la moelle épinière. Les affections connues sous le nom de myélite chronique, de tabes dorsalis, d'ataxie locomotrice, de paralysis agitans, différentes variétés de troubles musculaires rangés autrefois dans la classe des chorées, ont été presque toutes rapportées à des dégénérescences de la moelle, constituées surtout par une hypertrophie du tissu conjonctif avec atrophie des éléments nerveux, processus désigné maintenant avec MM. Charcot et Vulpian sous le nom de sclérose en plaques.

Dans cette maladie, comme dans celles de l'encéphale, le nystagmus, sans être extrèmement fréquent, n'est point rare, nous n'en doutons pas ; seulement il est resté méconnu à côté d'autres signes dont le rôle capital a tout d'abord éclaté aux regards des observateurs, et à juste titre. Car le tremblement des yeux est un phénomène secondaire à côté du tremblement des membres et des douleurs en ceinture ; son apparition n'est même pas constante. Mais il y aurait pourtant quelque utilité à établir les conditions de son existence si on pouvait les rattacher à une cause anatomique déterminée. Cette tentative ne nous semble pas désespérée.

Dans un article publié en 1862 dans les *Archives* de Virchow Friedreich(1) rapporte plusieurs observations de dégénérescence de la substance blanche des colonnes postérieures de la moelle. Cet auteur a noté deux fois (obs. 3 et 4 de son mémoire) le nystagmus. Ces observations, trop longues pour que nous les rapportions ici, contiennent des détails indispensables sans doute, mais minutieux et qui n'ont trait à notre sujet en aucune façon.

(1) Ueber degenerative Atrophie der spinalen Hinterstrange, Friedreich, Virchow's Archiv, 26ᵉ vol., 1862, p. 391.

Les malades en question présentaient du tremblement oculaire lors de leur entrée à l'hôpital. Ils n'en avaient aucunement conscience, et ne pouvaient par conséquent fournir aucun détail sur la date de son apparition. C'est ce qui arrive dans la plupart des cas, et c'est encore un des motifs pour lesquels ce symptôme n'a pas été étudié.

Quoi qu'il en soit, on trouve quand on analyse les observations de Friedreich que le nystagmus existait manifestement sur les deux yeux. Il était constitué par des contractions rapides et alternantes des muscles internes et externes et se présentait surtout lorsqu'on forçait les malades à fixer un point immobile devant eux. Cela n'empêchait point les mouvements volontaires du globe de l'œil de s'effectuer librement dans toutes les directions.

Pour ce qui est des autres signes de la maladie, la description de l'auteur allemand ressemble exactement à celle que l'on pourra lire dans l'observation que nous donnons plus bas. On y trouve signalée, comme dans cette dernière, la sensation de vertige qu'éprouvent les malades quand ils ont regardé un objet pendant un certain temps. Mais on ne saurait prétendre que le nystagmus est la cause de cette sensation, puisque le vertige se rencontre comme l'un des symptômes les plus nets dans l'observation 2 de Friedreich, cas où pourtant il n'y avait pas la moindre trace de nystagmus, tandis qu'au contraire il manque dans la 4ᵉ observation, où l'on rencontre du tremblement oculaire.

Dans toutes ces observations, on ne trouve que très peu de troubles dans les fonctions des appareils sensoriaux. Les pupilles étaient égales des deux côtés, et réagissaient de même contre les impressions lumineuses. Le malade de l'observation 4 faisait seul exception. Dans ce cas, la pupille droite, lorsque le patient fixait les objets un peu éloignés, se dilatait un peu plus que la gauche.

Dans tous ces cas, l'autopsie a été faite et l'auteur signale

comme coïncidant avec le nystagmus outre la méningite étendue à toute la portion des méninges contiguë aux cordons postérieurs de la moelle, une coloration d'un gris brunâtre de la
pie-mère cervicale, coloration causée, ainsi que l'a démontré
l'examen microscopique, par l'infiltration et le gonflement des
corpuscules du tissu conjonctif par des grannulations pigmen-
taires brunes.

Les cordons postérieurs étaient diminués de volume dans
tous ces cas, indurés (obs. 4), ramollis (obs. 3).

Dans le 3° cas, on pouvait étudier d'une façon bien nette les
premiers degrés de la dégénération de la moelle dans sa partie
supérieure. Les parties placées près du sillon postérieur et les
plus superficielles ainsi que la portion des cordons latéraux voisins des postérieurs étaient envahies par le processus pathologique. Le microscope y démontrait la présence des lésions habituelles de la sclérose des cordons postérieurs.

Ces faits, indiqués par Friedreich, nous paraissent suffisamment concluants. Nous pouvons en rapprocher une observation
consignée dans la thèse d'Ordenstein (1).

OBSERVATION V.

Une malade entre à la Salpêtrière le 24 septembre 1864, présentant
un affaiblissement successif et progressif des quatre membres, surtout
des inférieurs. Elle a présenté de la roideur des jambes, mais survenue très-tard, du tremblement quand la malade voulait exécuter des
mouvements, des douleurs en ceinture, et aussi du *nystagmus très-
marqué*. A l'autopsie, on a trouvé de la sclérose multiple, notamment
dans la moelle allongée.

Malheureusement dans cette observation comme dans celles
de Friedreich, il y a toujours à déplorer le même laconisme.
Mais voici un autre cas plus explicite.

(1) Ordenstein. Sur la paralysie agitante et la sclérose en plaques
généralisée. Thèse de Paris, 1868. (Obs. 1, p. 64.)

OBSERVATION VI.

Due à l'obligeance de M. Hallopeau, interne des hôpitaux.

Vauthier (Joséphine), âgée de 28 ans, domestique, entre. le 21 mars 1867, au n° 10 de la salle Saint-Mathieu, à l'infirmerie de la Salpêtrière (service de M. Vulpian).

Antécédents de la malade. — Bonne santé antérieure. Réglée à 16 ans et demi. Elle a couché dans un logement humide à Rouen, pendant une dizaine d'années. Cependant pas d'accès de rhumatisme. Mais elle a eu pendant plusieurs années (de 14 à 21 ans) des étourdissements suivis de vomissements. Les vomissements n'ont plus reparu pendant sa grossesse à 21 ans.

Parents bien portants. Il ne paraît pas y avoir de diathèse dans sa famille. Elle est malade depuis l'âge de 23 ans et demi.

Elle a d'abord ressenti une sorte de faiblesse de la région lombaire, une fatigue très-grande dans les membres inférieurs; puis des élancements douloureux de la jambe droite.

Quelques mois après (6 à 8 mois), la jambe droite est devenue très-faible; le pied se tournait pendant la marche. Un an après le début des premiers symptômes, la jambe gauche parut s'affaiblir d'une façon plus notable. En même temps, la malade ressentait des deux côtés des douleurs fulgurantes, revenant quelquefois avec plus d'intensité le soir, accompagnés de crampes, de·fourmillements, d'engourdissements.

La malade a travaillé jusqu'en 1862.

Elle a ressenti des douleurs dans les côtés; mais pas de sensation de constriction; pas de douleurs en ceinture, pas d'accès douloureux très-longs ni très-intenses.

Les douleurs de tête ont persisté et elles avaient quelquefois une très-grande intensité.

Un peu plus d'un an après le début de la maladie, Joséphine commença à ressentir des douleurs dans les bras et devint inhabile à coudre, maladroite, laissant tomber les objets.

Dès le début de l'affection, *la vue s'affaiblit; diplopie;* sensation d'éclairs traversant les globes oculaires (sortes de phosphènes, étourdissements fréquents). Dès ce moment aussi, la malade se laissait tomber dès qu'elle se trouvait dans l'obscurité.

Elle est entrée à Lariboisière en 1865, et y est restée jusqu'au mois d'avril. A ce moment, elle se levait encore et pouvait marcher soutenue par deux personnes. Bains sulfureux; douches froides. Etat stationnaire. Mais cessation des règles pendant tout le séjour à l'hôpital. Œdème des membres inférieurs pendant environ trois mois; depuis, ces accidents n'ont pas reparu. La malade après être restée deux mois chez elle, est entrée à la Pitié, le 24 mai 1865. Elle avait alors des plaques rouges sur la poitrine et sur le tronc, qui ont disparu peu à peu à la suite d'un traitement par l'iodure de potassium administré pendant deux mois. On lui a appliqué le long du rachis un grand nombre de cautères et de moxas sans obtenir d'amélioration.

Elle a séjourné à la Charité en 1866-67, service de la clinique (M. Jaccoud, puis M. Bucquoy remplaçants). Elle a pris là du bromure de potassium pendant quatre mois environ. Il n'y aurait pas eu d'amélioration notable. Elle a eu là aussi des cautérisations au fer rouge des deux côtés de la colonne vertébrale.

État actuel. — Embonpoint très-conservé. Figure très-grasse, se congestionnant facilement. Pas de strabisme, pas d'inégalité pupillaire. *Nystagmus surtout lorsque la malade regarde obliquement.* Diplopie excepté pour les objets très-rapprochés.

La mémoire est affaiblie. La malade est d'une intelligence fort ordinaire, peut-être moins vive qu'avant sa maladie; pas de troubles apparents des autres sens. Les masses musculaires sont bien conservées. Les membres sont vigoureux, et l'on ne peut ni les ployer ni les étendre contre le gré de la malade. Mais les troubles ataxiques sont bien accusés. Perte de la notion de position. Direction en zigzag des membres.

Les membres supérieurs sont beaucoup moins atteints que les inférieurs. Cependant tout travail à l'aiguille est impossible. En mangeant, la malade commet souvent des maladresses. Elle ne porte son doigt au bout du nez qu'avec une certaine hésitation. Elle a beaucoup de peine à ramasser une épingle.

Le rachis n'offre aucune déviation. Il n'est pas douloureux, mais présente de nombreuses traces de cautères et de moxas.

Assise dans son lit, la malade se fatigue assez rapidement; elle est prise alors d'un tremblement du tronc et des membres supérieurs, et ne peut guère supporter cette position plus d'une heure. La malade peut se tenir debout sur ses jambes, à la condition d'avoir les pieds écartés et d'être un peu soutenue par la main. Pour marcher, elle a besoin d'être maintenue par deux personnes; elle peut à la rigueur faire quelques pas soutenue d'un seul côté. En marchant, elle traîne à peu près également les deux pieds et les lance un peu pour les laisser retomber brusquement. Au bout de quelques minutes, tremblement des membres inférieurs, fatigue et tremblement de tout le corps; la malade est obligée de produire un très-grand effort pour faire le tour de la salle, soutenue par deux personnes. Dès que l'on ferme les yeux, perte de l'équilibre, titubation, et la chute aurait lieu si la malade n'était pas maintenue.

La sensibilité tactile a diminué d'une manière notable. Le simple contact n'est perçu en aucun point des membres supérieurs et inférieurs; il est légèrement apprécié sur le tronc. Si l'on appuie fortement, au niveau des membres inférieurs surtout, la malade croit à un simple attouchement. Les piqûres sont également perçues d'une façon fort obscure. La sensibilité au froid est à peu près intacte. Il n'y a pas de retard appréciable dans les perceptions.

La sensibilité de contact de la muqueuse conjonctive et de celle de la langue paraît diminuée. Il en est de même de celle de la pituitaire (épreuve du tabac et de la piqûre avec une tête d'épingle). La sensibilité de la face et des diverses parties du tronc est presque aussi modifiée que celle des membres.

La malade ressent des douleurs spontanées; les étourdissements et les sensations lumineuses persistent.

Il n'y a rien d'appréciable dans les autres systèmes et appareils. Bruit de souffle musical doux dans la jugulaire; rien au cœur.

Menstruation régulière; mais sang peu abondant et peu coloré.

14 octobre 1867. Même état de sensibilité tactile, douleur, froid. Chatouillement des pieds perçu. Les piqûres avec une épingle, faites à une très-faible distance les unes des autres, sont toutes perçues, mais seulement lorsqu'elles ont traversé au moins l'épiderme. Elle marche un peu dans la salle, seule, sans être soutenue, mais en s'appuyant un peu sur les lits. Un peu moins de tremblement du tronc. Moins de douleurs.

L'amélioration a commencé à être appréciable dès le mois de juillet. Elle a pris 3 pilules de nitrate d'argent jusqu'au moment de sa sortie.

24 décembre. Elle revient au n° 6 de la salle Saint-Mathieu, parce qu'elle ne peut plus se lever dans son dortoir. Dans ces derniers temps, elle tombait presque chaque fois qu'elle essayait de marcher. Les douleurs et les étourdissements ont reparu. Insomnie depuis quelques jours. De temps en temps, légers soubresauts. Elle est actuellement retombée dans le même état à peu près qu'au mois de mars.

Le 26, on redonne 3 pilules de nitrate d'argent.

28 janvier 1868. Depuis sa dernière entrée à l'infirmerie, il n'y a aucune amélioration. Au contraire, la faiblesse semble augmenter. La malade ne peut plus se tenir debout, même soutenue.

Ses jambes fléchissent sous elle. Elle ne peut remonter seule dans son lit. Étant couchée, la malade soulève l'une et l'autre jambe à quelques centimètres au-dessus de son lit. Elle le fait plus difficilement pour le membre gauche que pour le membre droit, et en même temps pendant l'effort, elle est prise de tremblement de la partie supérieure du corps. Elle peut arriver à fléchir complétement les deux jambes; toutefois, elle paraît avoir plus de force pour les étendre que pour les fléchir. Mouvements alternatifs de flexion et d'extension du pied sur la jambe et des orteils sur le pied, possibles, mais difficiles. Ces différents mouvements sont encore plus difficiles à gauche qu'à droite.

Du côté gauche, on parvient avec d'assez faibles efforts à empêcher la malade de fléchir la jambe sur la cuisse, et de l'étendre lorsqu'elle est fléchie. (Ce dernier mouvement est cependant plus vigoureux.)

Sensibilité au froid assez bien conservée. Sensibilité tactile simple abolie dans les deux membres. La sensibilité avec pression est très-obtuse; à gauche, la malade ne sent que lorsque le doigt s'enfonce profondément.

A la plante des pieds, sensation de chatouillement abolie. La malade ne sent qu'un frottement.

Actions réflexes très-difficiles à exciter. Elles n'ont lieu, et faiblement encore, que lorsqu'on fait le frottement fort et prolongé.

La sensibilité à la douleur est conservée, mais obtuse, et avec un très-léger degré de retard.

État à peu près le même pour la sensibilité des membres supérieurs; tremblement très-considérable de ces membres lorsqu'ils ne reposent pas sur le lit. Oscillations rhythmées analogues à celles de la paralysie, les mouvements deviennent plus forts lorsque la malade cherche à exécuter un mouvement volontaire, et en particulier à manger. Elle se frappe ainsi quelquefois les lèvres et les joues avec sa cuiller. Elle serre des deux mains à peu près également et pas très-vigoureusement. Depuis trois ans la malade écrivait très-difficilement; aujourd'hui, elle ne peut pas écrire du tout.

Elle a depuis quelque temps beaucoup plus souvent qu'auparavant des douleurs fulgurantes et répétées dans la face, du côté gauche; le dernier est plus rouge que l'autre. Les pupilles sont à peu près égales. L'état de la sensibilité est le même à la face que sur les

membres ; il en est de même pour le tronc. Étourdissements vertigi-
neux très-prononcés. Elle en a eu pendant que l'on fermait les yeux
pour étudier la sensibilité.

4 avril. On constate un *nystagmus assez rapide*.

Le 30. La malade voit un peu mieux de l'œil gauche que de l'œil
droit. *Nystagmus assez prononcé.*

1er mai. La malade est à peu près dans le même état, sauf un peu
d'amélioration. Elle peut monter seule sur son lit, ce qu'elle ne pouvait pas faire auparavant ; la marche est toujours très-pénible. Une
seule personne suffit pour soutenir la malade, mais les tremblements
des membres deviennent considérables pendant la marche. Une fatigue considérable l'oblige à s'arrêter au bout de quelques pas. Les
pieds se soulèvent assez bien pendant la marche, et il n'y a pas d'a-
taxie véritable pendant leur propulsion. La malade se plaint d'avoir
eu hier des douleurs dans les yeux ; elle aurait assez souvent du ser-
rement frontal.

Le 2. La malade est prise cette nuit d'étourdissement.

Le 4. Les deux pupilles sont égales, elles sont normalement dilatées. Le globe oculaire n'est pas animé d'un nystagmus très-prononcé,
ni très-complet. *Il y a comme de petites secousses assez lentement produites.*

Le 5. Constipation opiniâtre depuis quelques jours. Hier, elle est
tombée, en voulant se coucher seule. Elle se lève seule, et avec l'aide
d'une chaise assez souvent, avec possibilité de marcher un peu.

Le 12. La malade a pris des pilules de nitrate d'argent jusqu'au 10 mai inclusivement. Il n'y a pas d'amélioration notable qu'on
puisse rapporter sûrement à cette médication. On en suspend l'emploi et on remplace le nitrate d'argent par l'extrait de fève de Calabar : deux pilules de 0,025 m. chacune, une le matin et une le soir.

Le 13. Le matin, elle dit souffrir des douleurs dans la figure, du
côté gauche seulement, dans le front, l'œil et la joue.

Ces douleurs lui semblent partir du front et gagner le long de la
figure de haut en bas. Elles ont l'air de passer comme des coups
d'éclair.

Elles cessent par instants, et reprennent comme par poussées. Pupilles égales, non dilatées ; joues fraîches. Temp. de l'aisselle, 37° ;
pulsations, 76 ; inspirat., 26.

La joue gauche est manifestement plus chaude et plus rouge que
la joue droite. La malade dit qu'en y portant la main droite, le dos
de la main, elle sent bien cette différence de température de ses joues.

Le 15. La malade n'a plus de douleurs dans les joues. Hier, elle aurait eu quelques élancements dans la joue droite. La température des deux joues est à peu près la même.

Le 19. En soulevant les pieds et en cherchant à les fléchir, on obtient des mouvements de flexion et d'extension, rapides, alternatifs et assez violents pour que, en déployant toute sa force, on ne puisse les arrêter. Ces oscillations involontaires n'avaient pas été remarquées par la malade qui s'écrie : Tiens ! les pieds tremblent aussi ! Des mouvements réflexes développés par des frictions à la région plantaire se produisent, mais faiblement.

Le lendemain, 20 mai, c'est à peine si on obtient ces mouvements oscillatoires, trois ou quatre à chaque expérience, et sensibles presque uniquement pour l'observateur.

Le 23. Depuis une dizaine de jours a été par quatre fois différentes prise de faiblesses; le tremblement augmente, devient extrêmement fort. La malade ne peut rester sur sa chaise et est obligée de se cramponner à quelque objet environnant. En même temps, elle éprouve des nausées, mais sans vomissements. La face devient extrêmement pâle. Aussitôt qu'elle est couchée, ces symptômes disparaissent; une sueur froide couvre tout son corps; elle éprouve des frissons; puis les couleurs reviennent et le tout disparaît au bout de dix minutes en laissant le moral très-affecté. En ce moment, la malade vient d'avoir un de ces accès et est complétement revenue à son état habituel. Le début de ces attaques coïnciderait d'après elle avec le moment où elle a commencé à prendre des pilules de fève de Calabar. Pendant l'accès, la malade ressent des palpitations.

Le 24. La malade ne prendra plus que deux pilules de fève de Calabar.

1er juillet. La malade, qui n'avait point eu d'étourdissements depuis longtemps, en a eu à sept reprises différentes cette nuit et ce matin.

Le 2. Encore plusieurs étourdissements assez forts cette nuit, 2 ou 3 et moins forts que ceux d'hier et d'avant la nuit.

3 septembre. La malade a quelques douleurs à droite dans la tête au-dessus du sourcil, hémi-frontale, mais profonde et s'étendant vers la tempe. Elle compare ces douleurs à des coups de marteau.

Le 18. La malade a en ce moment ses règles; elles sont très-abondantes; elle a eu en même temps des étourdissements très-forts. Du reste, elle a remarqué que ses étourdissements étaient toujours plus forts à ses époques menstruelles. Ce matin, elle a été prise d'un étourdissement très-fort. La tête, dit-elle, oscillait à droite et à gauche ; elle ne pouvait pas la retenir et la vue lui semblait troublée, et au moment de ces étourdissements, ses yeux se ferment malgré elle.

Le 29. On suspend les pilules de fève de Calabar, la malade disant que, depuis huit jours, elle ne peut retenir ses urines : qu'elle fait cependant tous ses efforts pour ne pas les rendre. Incontinence aussi bien diurne que nocturne.

On donne alors 0,03 centigrammes de belladone par jour (en 3 pilules).

5 novembre. La malade prendra quatre pilules d'extrait de belladone de 1 centigramme.

Le 10. Cinq pilules d'extrait de belladone de 0,01 centigramme.

Le 14. La malade ne prendra plus que deux pilules d'extrait de belladone. L'incontinence a paru quelques jours s'amender, puis est revenue. Sous l'influence de la belladone, la bouche était devenue sèche ; la vue très-troublée ; la soif vraie.

Le 15. Les effets toxiques de la belladone ont semblé s'amender.

Le 16. On rend les cinq pilules de belladone.

Le 17. Hier, elle n'a pas uriné dans le lit. Continuation du traitement.

Le 20. Semble avoir un peu d'incontinence des matières fécales, avec un peu de sensation de brûlure à l'anus. La belladone a de nouveau arrêté l'incontinence d'urine.

On abaisse de nouveau la dose à deux pilules.

Le 28. L'incontinence n'a plus reparu. Elle continuera toutefois deux pilules (belladone) par jour. Depuis quelques jours, elle se plaint de douleurs vers le front, dans l'intérieur de la tête, « comme si on y travaillait, » dit-elle. Dans certaines positions des globes oculaires, *diplopie*. Une lumière à 2 mètres est vue double ; l'une est au-dessus de l'autre : elles semblent séparées de 1 décimètre au moins l'une de l'autre.

29 décembre. A peu près le même état que dans la dernière note.

12 janvier 1869. La malade, qui allait assez bien ces jours derniers, a été prise, hier soir, de douleurs assez vives dans les globes oculaires et le fond des orbites. Ces douleurs ont duré jusqu'à près de deux heures du matin. Elles sont comparées par la malade à des coups de marteau, un coup à la fois, quelquefois deux de suite ; puis, intervalle plus ou moins long. Les douleurs revenaient plusieurs fois dans une heure. Elles ont complétement disparu ce matin.

On prescrit une cuillerée de solution d'iodure de potassium (15 gr.

sur 100 d'eau). La malade a pris de l'extrait de belladone jusqu'à ce jour (deux pilules de 1 centigr.).

22 février. Elle a eu cette nuit des douleurs dans le côté gauche de la face et dans l'œil gauche. Sortes d'élancements douloureux; elle n'en avait pas eu depuis longtemps (1).

La simple lecture de cette observation suffit pour faire reconnaitre là une sclérose en plaque généralisée, et bien qu'il n'y ait pas d'examen *post mortem*, pour démontrer le diagnostic, la comparaison qu'on peut faire de cette maladie avec les cas rapportés par Friedreich, nous force à admettre des lésions semblables.

Le nystagmus a été permanent, puisqu'on l'a observé à toutes les périodes pendant plusieurs années.

Les troubles de la vision sont plus complets, peut-être parce qu'ils ont été mieux observés; ou bien parce qu'ils tiennent à des lésions plus étendues du côté de la protubérance; l'étude microscopique pourrait seule nous renseigner sur ce point.

(1) Grâce à l'obligeance de M. Vulpian, nous avons pu examiner Joséphine Sauthier qui est encore dans les salles à l'heure qu'il est. Le nystagmus est permanent. Il n'existe absolument que des saccades, et jamais d'oscillations. Il consiste en secousses se faisant latéralement de gauche à droite. Les saccades sont plus fortes quand la malade regarde obliquement surtout à droite; elles sont beaucoup plus faibles quand elle regarde à gauche. Quand la malade est assise sur son lit, elle ne peut fixer un objet, le doigt, par exemple, tenu à une certaine distance. Elle est prise aussitôt de tremblements de tout le corps et même de vertiges. Quand elle est couchée, la fixation est possible, mais pas longtemps cependant, si on la fait regarder en haut. Quand elle regarde en bas, elle peut alors fixer assez bien le doigt de l'observateur tenu immobile; elle le voit remuer et indique le sens de ses mouvements de droite à gauche, c'est-à-dire inverse de celui des saccades. Elle a beaucoup moins de diplopie qu'autrefois, cependant elle en conserve toujours un peu quand elle regarde les objets éloignés. Malgré cela, tous les mouvements volontaires de l'œil peuvent s'effectuer comme à l'état normal.

Nous notons la même sensation de vertige lors de la fixation des objets. Ici, comme chez les malades de Friedreich, nous pensons qu'elle n'est pas due au nystagmus, puisque la malade n'avait ces vertiges que de temps en temps, en dehors de toute fixation du regard, qu'ils s'accompagnaient de tremblement général de tous les membres, qu'ils apparaissaient dans la station assise et disparaissaient dès que le corps reposait dans le décubitus dorsal.

On a trouvé chez cette malade, et nous appelons l'attention du lecteur sur ce point, des antécédents syphilitiques non douteux, et dont témoignent d'abord les taches qu'elle a présentées sur le corps, lorsqu'elle était à l'hôpital Lariboisière, et aussi le succès momentané obtenu dans le traitement par l'iodure de potassium.

Cette particularité nous engage à rapprocher de ce cas, l'observation suivante, au point de vue de l'étiologie du nystagmus.

OBSERVATION VII.

Wallace, the Lancet, 1836, 26 mars, p. 9.

J'ai prescrit de l'hydriodate de potasse à un malade, qui est venu me trouver chez moi, souffrant d'une périostite des deux os de la jambe, accompagnée d'une éruption syphilitique tuberculeuse. Le remède produisit un effet remarquable. Auparavant, il avait été traité par de fortes doses de mercure. Il revint me trouver deux ou trois fois, et chaque fois je lui prescrivis le même remède. Mais il pensa qu'il pourrait se soigner lui-même, et il me quitta pendant quelques semaines. Lorsqu'il revint, j'appris qu'il avait pris de temps en temps, à court intervalle, le remède que je lui avais prescrit ; mais il n'avait jamais continué le traitement plus d'une semaine à la fois, car il se trouvait toujours, au bout de ce temps, débarrassé de ses douleurs dans les jambes ; il n'avait plus de douleurs, mais c'était de l'indigestion avec une grande acidité de l'estomac, douleurs et constriction du pharynx, émaciation, ce qui me le ramena bien vite.

Alors, je lui prescrivis du sulfate de quinine; le médicament, en très-peu de jours, lui rendit une santé apparente. Il me quitta de nouveau, et je n'entendis plus parler de lui pendant quelques semaines, au bout desquelles il revint me trouver, se plaignant d'un grand mal de tête, ayant le pouls rapide et des frissons, en même temps que le retour de son indisposition. *Mais ce qu'il y avait de plus remarquable dans ces plaintes, c'était l'état particulier de ses yeux, état tel que je n'en avais jamais vu avant ni depuis. Les pupilles étaient dilatées et les deux yeux étaient dans un état de mouvement incessant. Ces mouvements ressemblent fortement à ceux d'un enfant qui a une cataracte congénitale.* Il était tout à fait incapable de les fixer sur aucun objet. Il portait constamment sa main au-dessus d'eux, comme pour les protéger contre la lumière, quoiqu'il parût dire que la lumière ne les blessait pas. Il se plaignait d'un constant mal de tête. J'appris de lui que, quelque temps après qu'il avait cessé de me voir, ses douleurs aux jambes étaient revenues, et qu'il avait repris son ancien traitement d'hydriodate de potasse, dont il avait absorbé, avec grand avantage, plusieurs bouteilles, et que les symptômes dont il se plaignait actuellement lui étaient venus peu à peu. Je portai une attention particulière à ce malade depuis ce moment, déterminé à ne pas le perdre de vue. Je n'ai jamais vu un malade souffrant d'un pareil groupe de symptômes. *L'état de ses yeux était des plus remarquables, et je ne pouvais me figurer à quoi cela était dû.* Je ne vous détaillerai pas ici toutes les particularités de ce cas : je le publierai probablement complet avec d'autres, mais je dois vous en dire le résultat.

Le malade fut bientôt saisi de symptômes de paralysie sur un des côtés du corps ; ces symptômes étaient précédés de tremblement musculaire. Il resta pendant deux ou trois semaines dans un état désespéré. Les symptômes de paralysie sont cependant disparus aujourd'hui ; il a repris de la force ; ses yeux ont perdu, dans une grande mesure, leur caractère sans repos ; son pouls est plus fort et plus lent ; son mal de tête a cessé, et j'ai tout lieu d'espérer que notre malade reviendra à une parfaite santé, bien qu'il ait eu une série des plus alarmants symptômes de dérangement des systèmes nerveux et musculaires. Ces systèmes nerveux, musculaires et gastriques étaient-ils dus à l'influence de l'hydriodate de potasse? Je crois que oui, car ils ont quelque ressemblance avec les symptômes qui se rencontrent dans certains cas, pour lesquels Lugol a ordonné des bains d'iode dissous dans l'alcool.

Le docteur John, de Meningen a aussi relaté un cas analogue sous quelques rapports, sous celui particulièrement du tremblement des yeux ; mais je suis porté à croire que de tels symptômes ne se rencontrent que lorsque le médicament est employé sans discernement, et lorsque de plus, il y a une certaine particularité de constitution. J'admets cette opinion, parce que je n'ai jamais rencontré un semblable cas parmi le grand nombre de malades auxquels j'administrai ce remède. Je dirai que l'état de l'organisme qui existe dans ce cas est analogue à celui produit par le long usage du mercure et qui peut être proprement nommé iodisme ou cachexie iodique, de même que l'autre est appelé mercurialisme ou cachexie mercurielle. Il est important pour nous de rappeler qu'une telle série de symptômes peut résulter de l'hydriodate de potasse, et malgré cela il est évident que ces symptômes ne doivent pas être un obstacle à l'emploi de ce médicament, de même que nous ne devons pas rejeter le mercure et l'arsénic parce que mal employé ils deviennent des poisons.

Je répéterai, ainsi que je l'ai déjà dit, que je ne crois pas que de tels symptômes résultent d'une accumulation de ce médicament dans l'économie, mais d'un état produit sous l'empire de certaines circonstances particulières ; car, je n'ai trouvé, dans l'urine de mon malade, aucune trace d'hydriodate de potasse longtemps avant la cessation des symptômes que je viens de décrire.

Quoi qu'en dise Wallace, nous ne pensons pas le moins du monde qu'il faille voir là un exemple d'empoisonnement par l'iodure de potassium pas plus que dans le cas du docteur John, sur lequel il s'appuie.

En effet, n'y eût-il que la rareté des faits semblables, qui semble préoccuper un peu l'auteur anglais, l'histoire de son malade devait le détourner de cette idée. Nous n'y voyons, pour notre part, rien qui ressemble aux accidents ordinaires de l'iodisme, et nous sommes porté à croire que ce tremblement, semblable à celui des yeux affectés de cataracte congénitale, escorté de tremblement musculaire et de paralysie de l'un des côtés du corps, indique une production syphilitique siégeant dans une des moitiés de la moelle, bien près du plancher du quatrième ventricule. Au lieu d'incriminer l'iodure de potassium, il faut au contraire lui attribuer une action salutaire. Car son usage prolongé a certainement enrayé plutôt qu'accéléré la marche de la maladie.

Ainsi donc, le nystagmus permanent ou plutôt durable est un symptôme que l'on rencontre dans les lésions traumatiques ou autres de certaines parties de la moelle. Il coïncide avec des troubles oculaires variables, avec l'hémiplégie, le tremblement des membres, le ralentissement de la respiration et du cœur. Tout nous autorise donc à en faire un signe propre à caractériser une altération morbide du bulbe rachidien.

§ 3. *Expériences physiologiques.*

Fidèle à notre méthode, cherchons maintenant si la physiologie pourra justifier cette manière devoir.

Les faits que nous allons exposer, nous les empruntons à un mémoire de M. Vulpian auquel la science est redevable de tant de travaux qui se distinguent par une précision peu commune. Cette garantie déjà suffisante par elle-même, acquiert une bien plus grande valeur, si l'on considère que le savant médecin de la Salpêtrière en instituant ses expériences n'a eu nullement en vue de reproduire sur les animaux les faits pathologiques dont nous voulons déterminer la cause. Il a purement et simplement constaté les phénomènes qui se produisaient dans ses vivisections, et la vérité s'en est dégagée d'elle-même, sans que l'expérimentateur ait apporté autre chose dans sa recherche que l'exactitude d'une observation consciencieuse et bien faite.

L'auteur, dans l'intention de préciser les circonstances dans lesquelles on produit une paralysie plus ou moins complète du nerf facial, a pratiqué plusieurs fois sur des chiens la lésion du plancher du quatrième ventricule de la manière suivante (1).

---

(1) Vulpian. Recherches expérimentales relatives aux effets des lésions du plancher du 4° ventricule et spécialement à l'influence de ces lésions sur le nerf facial. Mém. de la Soc. de biologie, 1861, p. 261 et suivantes.

Après avoir mis à nu l'espace occipito-atloïdien en coupant les muscles du cou, on incise la membrane fibreuse qui occupe cet espace. La dure-mère et l'arachnoïde étant divisées à leur tour, on introduit entre le cervelet et le plancher du quatrième ventricule, une épingle maintenue dans un petit manche et dont l'extrémité pointue, longue de 2 à 3 millimètres, est coudée à angle droit.

Cet instrument est glissé à plat pour ne pas blesser les parties entre lesquelles il pénètre. Quand il est parvenu à une certaine profondeur fixée d'avance, on lui fait subir un mouvement de rotation, de façon à diriger sa pointe en bas. On laboure ainsi plus ou moins superficiellement le plancher du ventricule. Puis on retire l'instrument en lui faisant suivre un chemin justement inverse du précédent.

Quelque soin que l'on ait mis à léser telle ou telle partie du plancher ventriculaire, les mouvements de l'animal font toujours dévier l'épingle, de sorte qu'en cherchant à reproduire constamment la même lésion, après plusieurs expériences, on a en définitive sous les yeux presque tous les cas possibles de ce même genre de blessures.

D'autres fois, pour agir avec plus de précision, il vaut mieux fendre le cervelet de haut en bas dans toute son étendue et découvrir ainsi directement le plancher du quatrième ventricule, bien que l'étendue des désordres, la perte considérable de sang et la faiblesse consécutive de l'animal modifient à un haut degré les résultats de l'expérience.

M. Vulpian donne tout au long, dans son mémoire, 13 expériences, pratiquées comme il vient d'être dit. Six fois seulement (exp. 1, 2, 4, 5, 6, 7), il a noté du nystagmus, mais toujours dans des cas particuliers que nous allons passer en revue.

D'abord, toutes les fois que les chiens n'ont pas eu de nystagmus, la blessure du quatrième ventricule était généralement superficielle. Elle n'intéressait que les parties situées sur la ligne médiane ou tout à fait en dehors, sur une portion des pyramides postérieures, mais côtoyant le corps restiforme, sans le toucher (exp. 3). Si les tractus horizontaux formant ce qu'on appelle les barbes de plume, étaient atteints, il y avait en même temps hémiplégie faciale, plus ou moins complète, selon le nombre de racines du nerf facial comprises dans la blessure. Cette hémiplégie a très-souvent accompagné le nystagmus et l'on en trouve la raison dans l'étendue et le trajet de la lésion.

Presque toujours sont intervenus la rotation de la tête du côté de la lésion, bien entendu, la déviation des yeux dans le même sens, ainsi que le ralentissement de la respiration et des mouvements du cœur, tous phénomènes qui appartiennent essentiellement à la symptomatologie des maladies du bulbe rachidien. Il est inutile de faire remarquer toute l'analogie qui existe entre ce groupe de symptômes et de lésions et ceux consignés plus haut dans l'observation de Waters ; l'expérimentation physiologique et le traumatisme pathologique se prêtent un mutuel appui qui accroît singulièrement leur degré de certitude.

Mais il est quelques points spéciaux sur lesquels nous désiron nous arrêter un instant.

Expérience I. — « La lésion consiste en une gouttière étroite et peu profonde, ayant une direction antéro-postérieure et située à 2 millim. $\frac{1}{2}$ à gauche du sillon médian antéro-postérieur du plancher ventriculaire. Elle commence en avant au niveau de la bandelette nerveuse interpathétique, et même un peu au delà de ce niveau et s'arrête en arrière à peu près à la réunion des deux tiers antérieurs avec le tiers postérieur de la longueur du plancher. A sa partie postérieure, la gouttière devient de plus en plus étroite et superficielle, et elle s'écarte légèrement du sillon médian. »

Cette lésion est, on le voit, très-étendue; pourtant elle a guéri. Le nystagmus a été durable puisqu'il a persisté pendant douze jours, du 1 au 12; il n'a disparu qu'avec les autres symptômes.

Quatre mois après, l'animal étant mort pour une tout autre cause, la plaie ventriculaire était cicatrisée.

Outre le strabisme, la rotation de la tête, la déviation des yeux et les troubles de la respiration, ce chien avait présenté du strabisme en bas et en dedans de l'œil gauche, qui s'expliquait par une altération du nerf moteur oculaire externe gauche et du muscle droit externe correspondant.

Le nystagmus existait avec des pupilles égales, des deux côtés, consistant en un mouvement d'élévation et d'abaissement des cornées; mais chose importante à noter, avec la blessure de la bandelette interpathétique, coïncidait un léger mouvement de rotation autour de son axe antéro-postérieur, de haut en bas et de dehors en dedans, suivi immédiatement d'un mouvement en sens inverse. C'est là un phénomène que nous décrirons dans la seconde partie de notre thèse sous le nom d'oscillation.

Expérience II. — « Il y a une plaie peu profonde, mais large de la surface du plancher du quatrième ventricule du côté gauche seulement, à sa partie postérieure et externe. L'instrument a pénétré en avant dans le pédoncule cérébelleux postérieur du côté gauche; en arrière la plaie se continue sur le bulbe rachidien, au delà du calamus; la pyramide postérieure et la portion supérieure du faisceau du côté gauche ont subi une attrition assez considérable. »

Dans ce cas, le nystagmus, simple balancement latéral, n'a pas été compliqué d'hémiplégie faciale, les origines du facial n'étant pas comprises dans la plaie.

Expérience IV. — « La lésion du plancher du quatrième ventricule a la forme d'un croissant à concavité dirigée vers le sillon médian; elle a été pratiquée du côté droit. La pointe postérieure du croissant est à 11 millimètres du sommet du bec du calamus. La distance entre les deux pointes est de 6 millimètres, les deux pointes étant à 2 millimètres environ du sillon médian. La pointe antérieure est à une très-petite distance (1 millimètre à peu près) du tubercule testis de ce côté. Ce sont là les limites et l'aspect de la lésion superficielle; mais on voit par la dissection que l'épingle, au niveau de la pointe antérieure du croissant, s'est enfoncée à un demi-centimètre en avant de cette pointe, au-dessous du pédoncule antérieur du cervelet, et en restant à une petite distance du plancher ventriculaire. »

Nystagmus conforme à la règle, des deux yeux, avec hémiplégie faciale, rotation de la tête et déviation des yeux.

Expérience V. — « Sur le plancher ventriculaire, il y a une plaie qui laboure la plus grande partie de son étendue antéro-postérieure à gauche de la ligne médiane, à 4 millimètres de cette ligne et dans une profondeur de 2 à 3 millimètres ; elle est dirigée un peu obliquement d'arrière en avant et de dedans en dehors. En avant, l'instrument a passé sous le pédoncule cérébelleux antérieur gauche, puis s'est enfoncé obliquement dans la protubérance, la traversant d'arrière en avant et de haut en bas, et allant s'arrêter au point indiqué plus haut, au niveau du bord antérieur de la base de la protubérance. »

Ici encore nystagmus vertical des deux côtés ; mais l'œil gauche tourne en même temps sur son axe antéro-postérieur de dehors en dedans et de bas en haut, nouvel exemple, suivant nous, d'oscillations. Nous aurons, du reste, l'occasion de démontrer que ces oscillations ne sont nullement incompatibles avec les saccades.

Expérience VI. — « La lésion du plancher du quatrième ventricule est située à droite du sillon médian ; elle commence à intéresser la surface de ce plancher à 7 millimètres en arrière du bord postérieur du tubercule quadrijumeau droit et à 5 millimètres en dehors du sillon médian antéro-postérieur. De là la lésion se dirige en arrière d'abord presque directement, puis en se rapprochant un peu de la ligne médiane. A la partie tout à fait postérieure du quatrième ventricule, la lésion est extrêmement superficielle, si même il y a autre chose qu'une légère infiltration sanguine. En sortant du quatrième ventricule, l'épingle avait probablement encore la pointe dirigée en bas, de telle sorte qu'elle a coupé la branche droite du V de substance grise, le prolongement de la pyramide postérieure et le cordon postérieur. La lésion au niveau du plancher ventriculaire est superficielle ; elle n'a que 2 millimètres de profondeur dans la plus grande partie de son étendue. En avant, là où elle est plus profonde, elle a tout au plus 3 millimètres de profondeur. »

Dans cette expérience, on a obtenu, suivant nous, des oscillations; car il est dit que le nystagmus était oblique de bas en haut et de dedans en dehors. Sur l'œil gauche le nystagmus était dans le même sens que celui de l'œil droit, mais moins fort. Cette expérience mérite d'être comparée à notre observation de sclérose en plaques; chez cette dernière malade le nystagmus était plus intense quand la malade regardait à droite. Evidemment chez elle comme sur le chien, l'œil droit réglait les mouvements de l'œil gauche.

Expérience VII. — « La lésion du plancher ventriculaire est très-étendue. Elle est à peu près exactement antéro-postérieure; cependant elle est un peu dirigée d'avant en arrière et de dehors en dedans; elle est à gauche du sillon médian, et elle en est éloignée, vers le milieu du plancher, de 2 millimètres; en avant, elle passe au-dessous du pédoncule cérébelleux supérieur (antérieur) du côté gauche, pour s'enfoncer, en suivant la direction de la lésion du plancher, dans la protubérance, jusqu'à une petite distance du niveau de son bord antérieur et s'arrêter à 4 millimètres de la surface inférieure de la protubérance. Dans la partie qui correspond au tiers postérieur du quatrième ventricule, la lésion est moins profonde; elle ne s'enfonce là que de 3 millimètres, tandis qu'en avant, elle pénètre à une autre profondeur de 6 à 7 millimètres. »

Encore du nystagmus vertical des deux côtés : du côté gauche, mouvement de rotation de dehors en dedans autour de l'axe antéro-postérieur, et le mouvement d'élévation coïncide avec un mouvement de rotation inverse du précédent.

Ces mouvements oscillatoires autour de l'axe antéro-postérieur de l'œil, existent toujours avec de l'hémiplégie faciale. On le comprend, si l'on songe que, dans toutes les expériences, les blessures sont dirigées dans le sens du grand diamètre du plancher ventriculaire, que presque toutes remontent très-haut, du côté des tubercules quadrijumeaux, qu'une fois entre autres, l'instrument a porté sur la bandelette interpathétique, enfin que dans l'expérience 2, où pas une des racines du facial n'a été intéressée, le nystagmus n'a consisté qu'en saccades latérales sans aucune trace d'hémiplégie faciale.

Nous n'insistons pas sur l'état des pupilles qui sont presque toujours également ou inégalement dilatées. On observe à peu près la même chose chez les malades.

La motilité des yeux est plus importante à considérer. Sauf quelques cas où la paralysie du muscle droit externe a été la conséquence d'une blessure du nerf de la sixième paire, constatée à l'autopsie, l'animal a pu faire exécuter à ses yeux tous les mouvements volontaires possibles, malgré le nystagmus. Friedreich avait déjà noté ce fait sur ses malades, et nous l'avons re·trouvé sur notre femme de la Salpêtrière. Il prouve surabondamment que le nystagmus ne dépend pas d'une lésion portant sur les nerfs moteurs mêmes, et encore moins d'une maladie de l'appareil musculaire de l'œil.

§ 4. *Conclusion clinique et physiologique.*

Ces expériences jointes aux observations nous semblent donc admirablement concourir à la démonstration péremptoire de cette proposition, savoir que : dans les affections de la moelle, le nystagmus indique plus particulièrement une lésion de la partie qui unit le bulbe rachidien à la protubérance annulaire.

Ajoutons cependant que le professeur Budge (1) a constaté un nystagmus marqué après l'ablation de toute la moitié droite de la moelle dans une étendue de 6 millimètres, en descendant à partir du calamus scriptorius. Dans un autre cas, après l'extirpation d'une des moitiés de la moelle, au niveau de la deuxième vertèbre cerviale.

Ces expériences n'offrent rien de contradictoire avec les précédentes, car une étendue de 6 millimètres en descendant à partir du calamus scriptorius est bien voisine du plancher du quatrième ventricule, et d'ailleurs quand bien même la lésion d'une région plus éloignée produirait le nystagmus, nous avons déjà vu, dans un premier chapitre que l'action des parties voisines peut retentir sur un point donné du système nerveux

(1) Annal. d'oculist. 9e série, t. II, 1864, p. 248.

et mettre ses fonctions en jeu, sans qn'il soit lui-même atteint. Il est vrai qu'alors le résultat physiologique est moins net et surtout moins intense, ce qui est précisément le fait de la deuxième expérience de Budge.

Quant au pronostic de ce nystagmus médullaire, il est évidemment très-grave. Le tremblement des yeux qui tient à une lésion de la moelle allongée indique quelque chose de chronique peut-être, mais peu susceptible de rétrocéder. En outre, comme en ce point sont ramassés les centres de toutes les grandes fonctions, il est évident que la marche envahissante de la maladie ne peut aboutir qu'à une catastrophe finale.

Cherchons maintenant l'explication du phénomène dans les fonctions connues du système nerveux.

Disons d'abord que le nystagmus n'est pas produit par une paralysie incomplète des muscles de l'œil. Jamais les origines des nerfs moteurs de l'œil n'ont été atteintes par les processus morbides de l'encéphale. Si parfois elles l'ont été dans les lésions de la moelle allongée, ce qu'attestait l'état granuleux de ces nerfs constaté au microscope, les signes des paralysies correspondantes se sont toujours manifestés concurremment à ces altérations. Mais le nystagmus n'en a pas moins existé indépendamment de la paralysie. Il n'y a donc aucun rapprochement à établir entre le strabisme et le nystagmus, et il est impossible d'assigner à ce dernier une origine paralytique.

La théorie suivante est celle qui nous paraît la plus rationnelle, et nous nous permettons de la soumettre au lecteur.

On sait que le bulbe rachidien et la protubérance renferment des amas de substance grise constitués en partie par des cellules nerveuses. Les faisceaux restiformes, le plancher du quatrième ventricule, la protubérance en sont richement pourvus. L'un d'eux notamment, qui est un des noyaux d'origine du nerf facial, correspond à peu près au niveau de l'union du bulbe avec la protubérance.

D'après Longet, l'excitation des parties profondes du mésencéphale, détermine des convulsions. Les corps restiformes sont
également excito-moteurs, les expériences de M. Vulpian l'ont
surabondamment prouvé. De plus, le bulbe est l'organe central
des mouvements associés, en général.

Pourquoi ces parties ne seraient-elles pas le centre des mouvements associés des yeux, comme elles sont le centre des mouvements de déglutition, de respiration, etc. Eh bien, sans
imiter la hardiesse de Schrœder van der Kolk qui a supposé
plutôt que démontré le mécanisme ingénieux par lequel les
racines des nerfs chargés des mouvements producteurs de la
parole sont en rapport avec les olives, organe central, d'après
cet auteur, de ces mouvements ; sans être aussi téméraire que
ce physiologiste, ne pourrait-on pas faire remarquer combien
ces noyaux de substance grise sont voisins des origines des
nerfs moteurs de l'œil?

Une objection se présente. Le nystagmus existe dans les deux
yeux, et nos lésions pathologiques ou expérimentales ne siégent
que d'un côté. Nous répondrons à cela que les relations anatomiques d'un côté à l'autre ne sont pas douteuses, et que soit dans
le bulbe rachidien, soit surtout dans la protubérance, de nombreuses fibres entre-croisées relient la moitié droite à la moitié
gauche et réciproquement. D'ailleurs le nystagmus peut être
monoculaire et presque toujours il est plus fort d'un côté que
de l'autre.

Quant à leur nature, ces mouvements sont de même ordre
que les mouvements de rotation, de manége, observés chez les
animaux après les blessures des pédoncules cérébraux. On sait,
il est vrai, dans combien d'organes on a fait voyager ce centre
des mouvements gyratoires. Mais si les physiologistes lui assi-
gnent les siéges les plus divers, nous trouvons cependant, pour
corroborer notre dire, l'opinion de Magendie qui le met dans
les corps restiformes ; de Brown-Séquard qui le localise dans la
portion du bulbe d'où part le nerf facial ; de Vulpian (1) enfin

(1) Leç. sur le syst. nerv., p. 584.

côté l'emporte et oblige l'œil qu'elle dirige à regarder de côté.
La déviation des yeux s'expliquerait à la rigueur de la sorte,
qui l'étend presque « à la partie supérieure de la région cervicale de la moelle épinière, région dont les blessures peuvent
aussi déterminer des mouvements plus ou moins accusés de rotation, peut-être par le retentissement secondaire qu'elles ont
sur l'isthme encéphalique. Ce sont, en tout cas, les lésions de
l'isthme, qui provoquent le plus sûrement ces mouvements
anormaux. »

Les dissidences survenues entre les expérimentateurs pour
savoir si la rotation a lieu du côté lésé ou du côté opposé à la
lésion ne peuvent pas nous embarrasser davantage ; car M. Schiff
a démontré, pour la couche optique du moins, que le sens des
mouvements varie avec la portion de couche optique détruite,
et cette explication, M. Vulpian l'admet volontiers pour toutes
les autres parties des centres nerveux.

Mais laquelle des théories données sur les mouvements gyratoires s'applique le mieux au nystagmus ?

L'absence de paralysie nous fait repousser tout de suite l'opinion de Serres et Lafargue (1), développée plus complétement
par Schiff. S'il existait un ou plusieurs muscles paralysés dans
l'œil, le groupe antagoniste devenu plus fort ne produirait pas
le tremblement oculaire, mais la déviation permanente ou in-
termittente de cet organe. Nous l'avons déjà dit à propos de la
théorie de l'insuffisance musculaire de Boehm, et nous reviendrons sur ce point dans un autre chapitre.

Rejetons également la vieille idée de Magendie et de Flou-
rens. Nous ne pouvons pas dire qu'il y a, dans chacun de nos
amas de substance grise, une force qui tend à faire tourner l'œil
de chaque côté ; qu'à l'état normal ces deux forces contraires et
égales se neutralisent, mais qu'après la lésion d'un de ces centres, la force dont il est le siége étant paralysée, celle de l'autre

______

(1) Lafargue. Thèse de Paris, 1838.

mais il est impossible de comprendre de cette manière le nystagmus.

Et puis il nous répugne d'admettre une force, c'est-à-dire une sorte d'être personnel, quelque chose de tout à fait en dehors des conditions purement matérielles de notre organisme, une de ces entités métaphysiques, comme en inventait le moyen âge et dont on ne saurait démontrer aucun exemple dans la nature.

Pour nous, les blessures des centres des mouvements associés de l'œil, loin d'amoindrir les fonctions de ces organes, les exaltent au contraire. Elles produisent une excitation nerveuse qui détermine des convulsions musculaires. Un des centres est excité, l'œil correspondant oscille, et comme ce centre excité réagit toujours sur son congénère, il en résulte dans l'autre œil des mouvements combinés et subordonnés à ceux du premier.

C'est là tout le mécanisme du nystagmus symptomatique.

SECONDE PARTIE

Nystagmus simple ou idiopathique.

FRÉQUENCE DU NYSTAGMUS IDIOPATHIQUE.

On peut se demander pourquoi le nystagmus idiophatique est si peu connu et si peu étudié.

Sans doute, le peu d'importance qu'on lui attribue pour l'état de la vision, le peu d'indications thérapeutiques qu'il semble présenter et sa réputation d'incurabilité n'ont pas peu contribué à le faire laisser dans le plus profond oubli. En outre, les malades porteurs de cette affection n'en sont pas la plupart du temps directement incommodés et ce n'est pas elle qui les conduit vers le médecin. Enfin, raison suffisante, cette maladie est loin d'être fréquente.

Ainsi, à la clinique de M. le Dr Wecker (1), la proportion des cas de nystagmus est d'environ 2 pour 950 maladies des yeux.

M. Jules Meunier, chirurgien des hôpitaux, nous a dit en avoir rencontré au service ophthalmologique du Bureau central, lorsqu'il était interne de Follin, à peu près 2 sur 1000.

D'après M. Desmarres (2), on observerait le nystagmus dans la proportion de 3 pour 1000 malades vus dans l'espace d'une année, pour l'ensemble des affections oculaires.

Cette rareté des cas explique le petit nombre d'observations consignées dans la science. Il nous a été possible cependant d'en réunir un certain nombre que nous allons grouper dans

---

(1) M. Wecker a bien voulu mettre entre nos mains son registre d'observations avec une extrême obligeance dont nous le remercions vivement.

(2) Communication écrite de M. le docteur Camuset, chef de clinique de M. Desmarres.

un premier chapitre, d'après la classification présentée plus haut.

Dans un deuxième chapitre, nous exposerons la symptomatologie.

Le mécanisme du nystagmus, l'explication de ses causes et de sa nature feront l'objet d'un troisième.

Enfin, dans le dernier, nous nous occuperons du diagnostic, du pronostic et du traitement.

CHAPITRE I.

§ 1. NYSTAGMUS CONGÉNITAL.

A. *D'origine nerveuse.*

OBSERVATION VIII.

(Mettenheimer. Ueber Nystagmus. Memor. VII, 9, 1862) (1).

L'auteur observa, chez un enfant d'un an et demi, un cas de nystagmus qui s'était développé dans les premiers mois de la vie. Que l'œil fixât ou non, il était toujours animé d'un mouvement fort rapide. Un régime fortifiant en améliorant la constitution, guérit le nystagmus.

OBSERVATION IX.

Communiquée par M. Javal.

N..., observé le 18 février 1869, est âgé de 14 ans. Il ne présente ni strabisme, ni insuffisance musculaire, ni saccades. On remarque le tremblement de la tête et des secousses de divers muscles (cuisses, doigts, etc...). Le tremblement a été remarqué à l'âge de 2 ans, quelques mois après une maladie qui semble avoir été une méningite (?). La réfraction est environ 90-36 ; 90-36.

Ce qui établit une démarcation nette entre ce malade et les autres

(1) Il nous a été impossible de nous procurer ce travail à Paris. Nous en avons extrait l'analyse du Schmidt's Jahrb. 1863. band 118, sect. 71.

cas observés par moi, c'est que le nystagmus persiste pendant le sommeil; au lieu d'être augmenté par la fixation, il diminue d'abord et ne reparaît avec toute son intensité qu'après quelques instants. Les balancements horizontaux offrent une amplitude assez considérable.

OBSERVATION X.

Follin (Bull. de la Soc. de chirurg. de Paris, séance du 2 mai 1855).

M. Follin présente une jeune fille d'une vingtaine d'années atteinte d'un nystagmus latéral. A aucune époque de la vie, chez cette jeune fille, la vision n'a été parfaite, mais c'est seulement depuis neuf ans que cette affection s'est développée. Aujourd'hui la malade ne distingue plus les objets, quoiqu'il n'existe aucune opacité des milieux de l'œil. La convulsion oculaire cesse parfois pendant un temps très-court, mais on ne l'arrête guère, comme dans quelques autres cas, en forçant la malade à fixer ses deux yeux sur un objet.

B. — *Nystagmus mixte.*

Origine nerveuse, mais en même temps cause musculaire.

OBSERVATION XI.

Nystagmus avec hypermétropie et astigmatisme. — Strabisme convergent alternant, œil droit plus dévié. (Communiquée par M. Javal.)

D..... m'est envoyé par le Dr Wecker, le 14 janvier 1869. Chez ce malade, âgé de 16 ans, le nystagmus est compliqué d'un strabisme convergent alternant; l'œil droit est le plus habituellement dévié. Les deux yeux présentent une hypermétropie totale H 1|7 et un astigmatisme inférieur à 1|48. Au premier abord, les saccades ne paraissent pas bien tranchées; il y a plutôt oscillation, et ce qui tendrait à faire attribuer au nystagmus une cause centrale, c'est que dans diverses parties du corps, on remarque des secousses musculaires. Notamment les tendons des extenseurs des doigts se dessinent par moments très-courts avec une grande netteté lorsque les mains reposent sur les genoux.

Sur les deux yeux on remarque une mobilité exagérée en dedans et une insuffisance du muscle droit externe se manifestant par des saccades dans les positions qui exigent une forte contraction de ce muscle.

Examiné de nouveau le 20 janvier, le malade reçoit une coquille non percée, destinée à être portée d'une manière continuelle sur l'œil droit.

Le 28 janvier, si l'on vient à découvrir l'œil droit et à couvrir le gauche, les objets paraissent sauter, ce qui s'explique très-bien puisque l'œil droit n'étant pas généralement employé pour la fixation, les secousses de cet œil ne sont pas compensées par l'habitude, lors de la perception faite par cet œil. Un autre phénomène remarquable et qui a dû dérouter la plupart des observateurs qui ont étudié le nystagmus, se présente nettement chez notre malade. Lorsqu'il a fait usage de l'un de ses yeux pendant quelque temps, si l'on vient à couvrir celui-là, on voit l'autre exécuter des saccades dans le sens de celles qu'exécutait son congénère; ainsi après avoir fait regarder l'œil droit fortement à droite, ce qui s'accompagne de saccades vers la droite, si l'on couvre l'œil droit, on voit le gauche animé de mouvements saccadés dirigés vers la droite. C'est évidemment là un effet d'habitude passager; il suffit en effet de faire porter le regard vers la gauche pendant quelques minutes, pour voir les saccades recommencer à se produire vers la gauche.

Le 7 février, sous l'influence du chloroforme (1), l'anesthésie étant poussée un peu au delà de la période d'excitation, le nystagmus cesse complétement. Les yeux conservent une position légèrement convergente et se dirigent en bas au contraire de ce qui a lieu généralement lors de l'anesthésie. Au réveil, le nystagmus est faible et ne reparaît avec son intensité première que lorsqu'un réveil complet permet la fixation exacte.

Pour compléter les renseignements, ajoutons que la plupart des frères de notre malade sont morts scrofuleux et que le frère aîné présente un peu de tremblement de la tête et des mains.

D'après tout ce qui précède, sans pouvoir nier une influence générale, que nous qualifierons de nerveuse, il faut attribuer en grande partie à une insuffisance des droits internes le nystagmus de notre malade. La ténotomie est indiquée pour plusieurs motifs :

1° Strabisme. — 2° Insuffisance des muscles droits externes. — 3° Incompatibilité du nystagmus saccadé et de la vision binoculaire.

Ce troisième motif, le plus sérieux de tous, repose sur l'étude des saccades, étude qui n'avait encore jamais été faite. Il est pourtant évi-

____

(1) Le chloroforme a été administré par M. le professeur Gosselin à l'hôpital de la Charité.

dent que, dans notre cas, *l'œil droit* donnant des saccades *vers la droite*, et *l'œil gauche* des saccades *vers la gauche*, lorsqu'ils fonctionnent isolément, et chacun de ces yeux donnant au contraire des *saccades de même sens* que son congénère, lorsque ce dernier fonctionne seul, le rétablissement de la vision binoculaire sera incompatible avec la persistance des saccades, car les deux yeux fixant en même temps, chaque œil devrait donner des saccades *externes* par lui-même et des *saccades internes* par association avec les saccades de son congénère ; il devra donc se produire une certaine compensation et une grande diminution du nystagmus.

La ténotomie du droit interne de l'œil droit, exécutée le 12 février par le Dr Wecker, avec anesthésie par l'éther, produisit le résultat désiré. Ajoutons que, pendant l'anesthésie, on put remarquer les mêmes phénomènes que le 7 février sous l'influence du chloroforme.

Comme traitement consécutif, le malade dut faire quelques exercices, destinés à confirmer le rétablissement de la vision binoculaire. Le 4 mars, le nystagmus était réduit à un faible balancement, bien différent de l'agitation permanente que les yeux de ce malade présentaient deux mois auparavant.

C. — *De cause musculaire.*

OBSERVATION XII.

Nystagmus avec arrêt de développement des vaisseaux de la rétine. — Saillie prononcée de la papille optique. — Déformation de la pupille. (Bullet. de la Soc. de chirurg., 11 avril 1855.)

M. Larrey présente un militaire atteint de nystagmus double au degré le plus prononcé, avec cette observation sommaire :

Le nommé Beunemet, du 1er régiment de carabiniers, admis au service par le conseil de révision de sa localité, à cause de sa grande taille (1^m,95), se trouve cependant affecté d'une infirmité assez rare de la vue, et d'autant plus grave qu'elle est congénitale et compliquée. Il a un nystagmus des deux yeux avec amblyopie et un peu de mydriase. Divers renseignements nous ont appris que son frère aîné, son plus jeune frère et trois de ses sœurs sont affligés de la même maladie à des degrés variables. On prétend même que l'un de ses parents moins proches aurait été réformé autrefois pour la même cause. Mais nous ne pouvons garantir l'authenticité de ces renseignements.

Quoi qu'il en soit, le jeune soldat dont il s'agit a été présenté par M. le Dr Boulongue, aide-major de son régiment, à M. le professeur Nélaton d'abord, ensuite à MM. Sichel et Desmarres, enfin à nous, et tous nous avons constaté l'existence de cette affection au plus haut degré.

Entré au Val-de-Grâce d'après notre avis et placé dans le service de la clinique chirurgicale, le malade nous a offert, ainsi qu'à notre aide de clinique M. Bouquerot, l'état suivant que MM. les membres de la Société peuvent reconnaître :

Les deux yeux regardant la lumière, éprouvent une mobilité à peu près continue, similaire de chaque côté, transversale à l'axe visuel et si rapide que le nombre des oscillations est de 180 par minute. L'aspect de l'œil à droite et à gauche présente une faible saillie comme chez certains myopes et une dilatation assez marquée de la pupille, du reste plus contractée que chez les amaurotiques ; mais point d'opacité dans l'appareil du cristallin, ni d'altération bien appréciable plus profondément. (M. Desmarres a indiqué cependant, à l'aide de l'ophthalmoscope, un arrêt de développement des vaisseaux de la rétine, et une saillie prononcée de la pupille optique.)

Si le malade cherche à fixer son regard sur un objet quelconque placé devant lui à distance et trop éclairé, il ne peut le distinguer, ou bien il croit le voir vaciller d'une façon isochrone aux mouvements même de ses yeux. Mais il parvient aisément à discerner les objets placés à sa gauche, à la condition d'incliner légèrement la tête dans ce sens. Le nystagmus s'arrête alors dans les deux yeux qui deviennent momentanément immobiles, comme dans un état de strabisme divergent. Ce phénomène ne se produit point du côté droit, et dès que les yeux se portent dans cette direction, ils éprouvent leur mouvement oscillatoire habituel, sans possibilité de fixer un objet quelconque ou de lire des caractères d'imprimerie, même de grande dimension. Mais si le regard est dirigé de haut en bas et de bas en haut sur un point mobile, sur un doigt par exemple, l'oscillation, sans être suspendue, se ralentit, et permet la perception visuelle, même à une distance ordinaire. La vue éprouve d'ailleurs une modification telle que le malade peut écrire avec plus de facilité qu'il ne lit, peut-être à cause de la direction des yeux plus fixe et plus inclinée sur la plume que sur un livre. Il éprouve enfin, après deux ou trois minutes d'attention, une sorte de fatigue, il ne distingue plus aucun objet, et il paraît momentanément atteint de cécité.

M. Larrey, en présentant ce cas de nystagmus, ne croit guère à sa curabilité, surtout par la ténotomie. Il essayera seulement de ralentir la mobilité des yeux par l'application des louchettes et par une sorte de gymnastique oculaire ; mais il serait désireux d'avoir l'avis de ses collègues sur le fait qui lui semble mériter leur attention.

M. Houel fait remarquer, dans ce cas, l'existence d'une déformation de la pupille. L'iris est notablement plus étroit du côté droit.

Séance du 25 avril 1855. — M. Larrey rend compte à la société de ce qu'il a tenté pour améliorer l'état du malade atteint de nystagmus, et présenté par lui. Il a appliqué les louchettes, et par leur aide le malade s'est trouvé très-soulagé ; il a moins de fatigue et voit mieux les objets.

OBSERVATION XIII.

Nystagmus avec amblyolopie et strabisme. (Communiquée par M. Javal.)

D....., domestique, âgé de 26 ans, a été guéri, en octobre 1868, d'un strabisme convergent, monolatéral, de l'œil droit. La ténoto-mie, pratiquée par le Dr Wecker, a produit un effet cosmétique très-satisfaisant, mais l'œil opéré reste affecté d'un nystagmus ba-lançant et vertical. Ce qui est plus rare encore qu'un nystagmus . franchement vertical, c'est que l'œil gauche ne participe jamais aux mouvements de son congénère. Dans toutes les positions du re-gard, l'œil droit continue à se balancer d'environ 1 millimètre dans le sens vertical. Le mouvement persiste sans modification aucune quand on vient à couvrir l'œil gauche, de manière à forcer l'œil nystagmique à entrer en fixation. Pour compléter cette observation, j'ajouterai que l'œil gauche étant à peu près normal, la réfraction du droit est environ 0°-8-24. Cet œil a toujours été affecté de nystagmu et d'amblyopie.

OBSERVATION XIV.

Nystagmus avec daltonisme. (Bœhm, 5e obs., p. 141).

Parmi les exemples de tremblement oculaire congénital que j'eus l'occasion de soumettre ici à un minutieux examen, une famille in-digène, Schanze, me fournit des exemples tout particulièrement cu-rieux. Aucun des parents ne présente de traces de nystagmus. La couleur de leur iris n'affecte pas de type bien déterminé, le gris bleu et le brun s'y mélangent. La mère a une bonne vue ; le père au con-traire, vieux maître d'école communale, ne put dès son enfance se servir que d'un œil, et c'est dans cette condition particulière, si je me règle sur l'analogie que j'ai trouvée avec ce qui se passe dáns d'autres familles, que réside en partie la cause de la maladie oculaire de la génération suivante. Malheureusement je ne pus rien savoir de certain sur l'origine de la faiblesse visuelle du père, car le trouble du cristallin et l'influence de l'âge avaient rendu l'usage des deux yeux impossible presqu'au même degré.

Des 12 enfants, 4 étaient morts en si bas âge que nous n'avons rien pu savoir de l'état de leurs fonctions visuelles. Des 8 qui survivent 2 filles sont entièrement saines. L'aînée, Ida, a 20 ans; Agnès la cadette n'en a que 8. Le reste des enfants, 6 garçons, présentent, par une singulière coïncidence, du nystagmus, et tous les troubles de la vue qui en dépendent.

La distance de la vision pour tous les 6 est de 4 à 5 pouces et en avant du côté droit, d'où il résulte que l'œil gauche est affecté de contracture du droit interne et en même temps le mieux portant.

Apparemment ils étaient tous nés avec des yeux faibles; ce n'est néanmoins qu'avec le temps qu'est apparu le tremblement, quand les enfants firent les premiers efforts pour fixer exactement des objets déterminés. Cette marche fut plus appréciable sur le plus jeune, où les parents attendaient avec anxiété le développement de la maladie.

Le premier signe de l'affection était une sensibilité anomale à la lumière. Les enfants ne quittaient la chambre qu'avec répugnance le jour; ils étaient inquiets et incertains dans leurs allées et venues : maint jeu leur était interdit. Mais à peine l'obscurité revenait-elle qu'ils recouvraient toute leur gaieté, leurs jeux recommençaient, et jusque dans la nuit ils pouvaient apercevoir de petits objets, comme les aiguilles d'une montre, inappréciables pour des yeux normaux.

Les troubles augmentèrent quand [l'âge où il fallut aller à l'école arriva : l'effort nécessaire pour fixer de fins caractères nécessitait l'obliquité de la tête, la proximité extrême de l'objet considéré, et causait un tremblement oculaire violent.

Une difficulté plus grande encore se présenta quand il leur fallut choisir une carrière, car les 6 frères ne pouvaient distinguer les couleurs. Des feuilles de papier franchement bleu, rouge ou jaune que je leur présente ne leur semblaient différentes que par leur éclat plus ou moins grand. Un d'eux dut abandonner complétement les études en pharmacie qu'il avait commencées, faute de pouvoir suivre convenablement un grand nombre de réactions chimiques, — il se fit maître d'école; — un second ne put être commerçant pour la même cause,

il ne pouvait distinguer cinq espèces de café, etc..., il devint boulanger. — Un troisième qui était libraire n'évitait les plus grosses er-
reurs qu'en s'entourant d'avis étrangers, etc, etc.

La faiblesse de la vue de ces six frères ne consistait pas en une véritable myopie, mais en une excitabilité fort exagérée, ce que prouve
bien leur daltonisme, et une activité modifiée d'une manière spécifi-
que de la rétine. — Ils pouvaient dans le crépuscule distinguer les
bâtiments éloignés sur la mer, tandis que leurs compagnons dont la
vue était saine en suivaient à peine la direction. Ainsi les verres concaves ne favorisaient pas leur vision, tandis que la concentration
d'une lumière plus douce sur la rétine leur permettait d'apercevoir
des objets plus éloignés ou plus petits. Les verres convexes n° 70-90
présentant les colorations n° III-V bleus modifiés par moi de telle façon
que, plus foncées pour l'œil le plus faible, elles étaient plus douces pour
l'œil le plus fort, les aidaient puissamment.

Il serait important de savoir si ce nystagmus hérité manifestement
par les fils, passera à leurs enfants. — La coloration de l'iris de la
femme qu'ils choisiront pourrait juger ce point.

OBSERVATION XV.

Nystagmus avec absence congénitale de l'iris et strabisme. (Bullet. de la Société
de chirurgie, séance du 30 décembre 1857.)

M. Houel présente une petite fille de 3 ans et demi, atteinte d'une
affection congénitale qui a déjà, à plusieurs reprises, fixé l'attention
de la Société. L'iris des deux côtés fait presque entièrement défaut; il
ne se manifeste que sous la forme d'un petit anneau bleu extrêmement étroit en haut, en bas et en dedans. En dehors, cet anneau iri-
dien est un peu plus large et plus facile à apercevoir. La même disposition se reproduit exactement à droite et à gauche.

La faculté visuelle n'est pas sensiblement altérée, mais les deux
yeux sont le siége à la fois de mouvements continuels comme dans le
nystagmus et d'une déviation latérale comme dans le strabisme double. Le strabisme n'existait pas dans l'origine, il s'est produit seulement depuis quelque temps; le nystagmus, au contraire, qui était
très-prononcé pendant les premiers mois de la vie, l'est beaucoup
moins aujourd'hui.

Quant aux milieux de l'œil, contrairement à ce qu'on observe en
pareil cas, ils ont conservé leur transparence. On sait que l'absence
congénitale de l'iris est presque toujours, au bout de quelques mois ou
de quelques années, suivi de la formation d'une cataracte. M. Houel

dit ne connaître qu'un seul cas où le malade ait conservé la vue jusqu'à 25 ans et probablement plus tard. Le fait actuel est donc exceptionnel sous ce rapport.

Toutefois le présentateur se demandant quelle est la cause du strabisme récent, émet la crainte que cette déviation ne soit due à l'affaiblissement de la vision de l'un des yeux. Y a-t-il, à droite ou à gauche,
un commencement de cataracte ? On n'aperçoit rien à l'œil nu ; mais
on n'a pas encore fait l'examen à l'ophthalmoscope, et jusque-là on
ne peut rien affirmer. Il faut dire aussi que la continuelle mobilité
des yeux en rend l'examen assez difficile.

OBSERVATION XVI.

Nystagmus avec cataracte congénitale et strabisme. (Boehm, 3e obs., p. 132.)

La parenté étroite qui unit le nystagmus et le strabisme n'est pas
seulement prouvée par leur prédilection pour les individus de la même
famille ou par leur réunion fréquente sur le même individu, mais
aussi par ce fait, que c'est tantôt l'une, tantôt l'autre de ces affections
qui se produit sur un seul et même sujet, suivant les circonstances.
Je remarquai ces alternances sur une jeune fille de Philadelphie,
Marie Vezin, âgée de 14 ans.

La mère, douée d'un talent d'observation remarquable, avait remarqué, dès le deuxième mois de la vie de son enfant, que celle-ci
était agitée toutes les fois qu'en lavant son visage l'œil gauche se
trouvait recouvert par l'éponge : elle en conclut que l'œil droit ne
devait pas posséder toute sa puissance visuelle. On ne put plus attribuer ces craintes à une erreur quand, au troisième et surtout au quatrième mois, époque à laquelle un enfant sain a généralement appris
à diriger et à accommoder sa vision d'une façon sûre, la malade, à la
place d'un regard normal, présenta un strabisme divergent de l'œil
droit. Peu après, la pupille se montra voilée, signe certain d'une cataracte qui, pendant plusieurs années, envahit tout le champ pupillaire,
supprima complétement la faculté visuelle jusqu'à la quatrième année. A cette époque, la rétraction graduelle du cristallin malade en
un petit corps crayeux placé au milieu du champ pupillaire permit de
nouveau à l'enfant de distinguer de gros caractères.

Cette rétraction de la cataracte congénitale n'est point un fait fort
rare, elle permet à bien des jeunes malades d'avoir une vue un peu
meilleure. Le Dr Gross (*Die Augenkrankheiten der grossen Ebenen
Ungarn's*, page 76) a publié là-dessus, dans ces derniers temps, un

travail intéressant : il fit, le même jour, sur les six fils d'un seigneur magyare l'opération, par discision, de la cataracte; tous les six étaient atteints de cataracte congénitale avec nystagmus.

Mais ce qui me fait rapporter cette observation, c'est le fait que l'on pouvait ici avoir, à volonté, soit du strabisme, soit un tremblement oculaire, soit un regard tranquille et direct.

On avait surtout affaire à un strabisme divergent de l'œil gauche.

Obligeait-on la malade à considérer attentivement un objet rapproché et placé directement en face d'elle, l'accroissement de l'influx nerveux rendait au muscle interne paralysé assez de force pour remettre l'œil dans la rectitude; le regard alors était complétement normal.

Si alors on faisait avancer lentement l'objet vers le côté gauche, le muscle interne de l'œil gauche se relâchait de plus en plus, mais pendant ce temps devait exercer d'une manière égale son activité accommodatrice; il arrivait à un degré d'extension pour lequel il ne pouvait entrer en jeu d'une façon assez active pour maintenir l'œil dans la fixité et où il n'était pas encore assez distendu pour que le strabisme divergent pût se produire.

Il en résultait un combat violent entre les muscles interne et externe de l'œil gauche; la suite en était un nystagmus des plus marqués, auquel s'associait l'œil droit, en vertu des lois de la synergie.

Ainsi nous avions, pour ainsi dire, côte à côte, chez le même individu, du strabisme divergent, du nystagmus et un regard normal, expliqués par la cause même qui leur donnait naissance.

OBSERVATION XVII.

Nystagmus avec myopie. (Bonnet, de Lyon, Traité des sections tendineuses et musculaires, p. 178 et suivantes).

François Touille, demeurant à Feyzin (Isère) est affecté d'un tremblement convulsif des yeux des plus prononcés, coïncidant avec une myopie ou du moins avec une faiblesse de la vue très-marquée, datant de la plus tendre enfance. Comme ce malade ne sait pas lire, il est impossible d'avoir des notions précises sur l'étendue du champ de la vision; mais il ne reconnaît les personnes qu'à une très-faible distance. Il n'a jamais porté de lunettes. Le 30 octobre, je lui coupai les deux muscles petits obliques. A la suite de cette opération, le spasme oculaire n'a diminué que d'une manière très-faible, mais la vue s'est beaucoup améliorée. Le malade reconnaît aujourd'hui les personnes à une distance beaucoup plus considérable qu'avant son entrée à l'hôpital.

OBSERVATION XVIII.

Nystagmus avec myopie. (Boehm, 8e obs., p. 151.)

Albert Hoffmann, âgé de 13 ans, est né à Potzdam avec un tremblement oculaire. Les yeux brun-clair dont les milieux sont parfaitement sains sont presque parallèles et sont myopes. L'œil droit ne lit qu'à 3 pouces et l'œil gauche à 4. Pour ces distances le nystagmus diminue d'intensité ; il disparaît totalement du moment qu'on donne à fixer obliquement en dedans un objet à l'œil gauche.

En recherchant la cause héréditaire de ces troubles visuels, je trouvai dans la parenté ascendante les points de ralliement suivants :

1° Pour ce qui est du père, il est modérément myope ; de là cause directe.

2° Indirectement ; car une de ces sœurs était affectée de strabisme dont je la débarrassai dans sa douzième année, et une autre sœur était affectée d'un côté de faiblesse de la vue ;

3o Cause directe du côté de la mère, qui elle-même avait la vue courte, quoique modérément ;

4° Cause indirecte du même côté. Une de ses sœurs, âgée aujourd'hui de 46 ans, avait eu dès sa jeunesse un nystagmus très-caractérisé ; c'est important pour suivre la filiation des accidents du côté de la mère où ils étaient restés latents en quelque sorte ; j'eûs trouvé bien d'autres points de repére, si là comme ailleurs, nos recherches n'étaient venues se heurter à des obstacles insurmontables.

Traitement. Comme le nystagmus ne s'accompagnait pas de strabisme apparent et que l'affection paraissait dépendre seulement d'un peu de rigidité et non de contracture du droit interne de l'œil gauche, le plus valide, j'adoptai un traitement palliatif. Je prescrivis, suivant ma méthode, l'emploi de l'éclairage sur les deux yeux de force inégale.

Verre concave n° 30, nuance bleu azur III, pour l'œil droit le meilleur
    —   —   V, gauche le plus inactif.

Avec le temps, la vue gagna beaucoup en sûreté et en étendue sous l'influence de ce traitement.

OBSERVATION XIX.

Nystagmus avec myopie et strabisme. (Bonnet, Traité des sections tendineuses
et musculaires, obs. XIV.)

Charles Foare, 22 ans. Strabisme double convergent, congénial,
également marqué des deux côtés et compliqué de mouvements convulsifs presque continus des yeux, dans le sens transversal. La vue
est si faible que le malade ne peut distinguer que les lettres d'un centimètre. Le gauche voit moins que le droit; il ne peut fixer que très-
peu de temps un objet sans qu'il n'en résulte de la fatigue; il n'a
jamais pu s'occuper qu'à travailler la terre, encore ne peut-il le faire
que pendant que le soleil est sur l'horizon.

Le 23 février, je pratiquai la section du muscle droit interne de
chaque côté. Immédiatement après, les yeux se redressèrent, et les
mouvements convulsifs diminuèrent d'une manière notable. Pendant
quatre jours ces oscillations continuèrent à diminuer, au point de
devenir imperceptibles; mais le cinquième jour elles se manifestèrent
de nouveau, et graduellement elles augmentèrent d'intensité, si bien
qu'à la sortie du malade, c'est-à-dire deux semaines après l'opération,
elles étaient aussi fortes qu'auparavant. Quant au redressement des
yeux, il est resté parfait, et, de plus, la vue est devenue plus nette,
plus longue et l'attention peut se fixer plus longtemps sans fatigue.

OBSERVATION XX.

Nystagmus avec myopie et strabisme. (Boehm, 1re obs., p. 122.)

Eugène W., agé de 12 ans, fils d'un médecin de l'endroit, était
affecté au plus haut point de strabisme et de tremblement oculaire.
Je considérai cette double maladie comme congénitale, car un frère
aîné du patient, mort dans sa dixième année, en avait été affecté, et
que trois enfants des mêmes parents y semblaient tout au moins prédisposés, étant myopes et surtout présentant une inégalité marquée
dans la puissance visuelle de leurs yeux droits et gauches. — La
myopie venait de la mère et n'avait pas été reconnue chez elle,
comme cela arrive souvent, à cause de son faible degré.— Mais mes
essais répétés avec des verres concaves (avec le n° 40 elle lisait des
affiches de l'autre côté de la rue, ce qu'elle ne pouvait faire sans cela),
m'en donnèrent la certitude.

L'attention et les soins des parents furent cause que le mal fut reconñu de bonne heure. Au commencement survint une déviation en dedans de l'œil droit ; l'enfant inclinait volontiers la tête et s'efforçait de regarder obliquement par-dessus son nez les objets avec son œil droit, le meilleur ainsi qu'il fut établi plus tard ; mais dès la première année on put se convaincre que, comme chez son frère aîné, on aurait affaire à un véritable tremblement oculaire ; cela était manifeste quand on le forçait de regarder des objets qu'on lui présentait juste en face de lui ou sur son côté droit même.

État actuel. — Eugène W. louchait visiblement de l'œil droit en dedans : c'était le meilleur des deux yeux, et, dès qu'il quittait la position forcée que lui donnait la contracture du droit interne il pouvait lire à une distance de 12 pouces. Au contraire il lisait de moins en moins facilement lorsqu'on ramenait le livre directement en face de l'œil droit, et la faculté de lire cessait même pour les distances les plus rapprochées quand l'objet était présenté en dehors. Les verres concaves no 40 portaient sa distance visuelle à 1 pied 10 pouces dans la direction interne ; le n° 20 servait même à merveille pour des distances plus éloignées ; — l'œil était complétement myope.

L'œil gauche, que sa position sur la ligne médiane semblait indiquer comme meilleur, ne lisait pas l'écriture ordinaire, et ne le pouvait même avec les verres les plus forts. Il était myope à un assez haut degré.

En outre un petit objet placé à 3 pouces de l'œil dans la partie gauche du cercle correspondant au visage *et à point* au delà du point de convergence des deux axes visuels pouvait être vu clairement et sans velléité de nystagmus, tandis qu'un objet bien que placé à ce point de convergence et à 3 pouces du visage ne pouvait être perçu qu'après un vif tremblement, le muscle droit interne forcé de céder de son état de contraction se rétractant rarement et forçant l'œil d'osciller, en proie au nystagmus le plus violent.

De même l'objet en quelque direction qu'il fût placé ne pouvait être éloigné à plus de 3 pouces sans qu'on vît apparaître le nystagmus, car l'effort d'accommodation pour des points plus éloignés nécessitait une extension correspondante du muscle droit interne.

Première opération. — Pour triompher du trouble mécanique des mouvements de l'œil dont le nystagmus était la convergence, il fallut d'abord sectionner le muscle droit interne ; on le fit le 2 novembre 1853. Cette opération fut suivie d'un plein succès, car :

1° La vivacité du tremblement fut diminuée de moitié au moins ;

2º Pour lire, le malade pouvait tenir son livre comme on le fait généralement et non plus seulement sur le côté gauche;

3º Il pouvait lire à 4 pouces, distance qui représentait le point de convergence des axes ;

4º L'œil droit qui n'était plus fixé par le droit interne pouvait regarder en dehors librement et sans trembler;

5º Au contraire, c'était du côté gauche que l'action de regarder était possible et s'accompagnait d'un nystagmus bien que modéré.

Ce dernier résultat s'étant maintenu plus d'un an, il fut évident que le droit interne du côté gauche étant affecté lui aussi d'un certain degré de contracture qui se faisait d'autant plus sentir que, dans le mouvement des yeux vers la gauche, le droit externe gauche ne trouvait pas de secours suffisants dans l'action du droit interne du côté droit qui avait été coupé.

Deuxième opération. — Le 21 avril 1854, je coupai donc le tendon du droit interne de l'œil gauche et j'eus la joie d'anéantir ainsi tout vestige de la maladie. — W. eut une liberté entière pour les mouvements associés de latéralité des deux yeux et put étendre jusqu'à une distance de 2 pieds ses efforts d'accommodation. Toutefois les contractions des muscles internes restèrent un peu insuffisantes, et il demeura un fort léger tremblement ainsi qu'un peu trop de convergence des axes optiques pour les points fort éloignés, comme on le remarque chez tous les myopes. — La myopie de l'œil gauche avait un peu diminué, et quand je terminai cet ouvrage l'œil droit pouvait lire les caractères ordinaires.

OBSERVATION XXI.

Nystagmus avec myopie et strabisme. (Communiquée par M. Javal.)

D....., examiné en décembre 1868, présente un nystagmus saccadé, assez violent. Il raconte qu'il était affecté d'un très-fort strabisme convergent monolatéral de l'œil gauche, remarqué le lendemain de sa naissance, et qui avait cédé à une ténotomie du droit interne de l'œil droit, faite il y a environ trois ans. Depuis cette époque, le strabisme n'existe pas dans toutes les positions du regard, mais les objets paraissent trembler lors de la fixation attentive. Examinons les deux yeux successivement.

L'œil gauche, lorsqu'on fait couvrir le droit, présente un nystagmus d'autant plus marqué que le regard se dirige plus à gauche.

de plus, le mouvement d'adduction est lent, tandis que celui d'abduction se produit par saccades. Une observation, même superficielle,
permet d'admettre qu'une faiblesse relative du droit externe ne permet
pas à ce muscle de surmonter d'une manière constante l'action de son
antagoniste. Cette insuffisance du droit externe est telle qu'il n'existe
aucune position où le nystagmus cesse absolument de se produire.

L'œil droit, celui qui a subi une ténotomie il y a trois ans, présente les mêmes phénomènes que le gauche, mais à un degré moins
marqué; le nystagmus de cet œil disparaît pour les positions fortement internes du regard.

Je dois insister sur la distinction à faire entre les *oscillations* remarquées chez les malades précédents et les *saccades* que nous obser-
vons ici. Outre leur constatation à simple vue, les saccades se distinguent facilement à leur caractère ophthalmoscopique de faire déplacer
le fond de l'œil d'une manière apparente et continue. En effet, pendant la saccade, le fond de l'œil se déplace trop vite pour être vu, de
sorte qu'on voit l'image se mouvoir lentement, d'un mouvement
presque uniforme, en relation avec l'action du muscle droit interne
(Helmholtz, *Optique physio'ogique*, trad. Javal et Klein, p. 787).

Chez notre malade, il existe, lors de la vision binoculaire, une position de repos presque complet, pour laquelle le regard est dirigé
légèrement à droite. Les mouvements sont alors très-faibles, et on ne
saurait dire si ce sont des saccades ou des oscillations. Vient-on à
couvrir l'un ou l'autre œil, il se produit des saccades assez fortes. Il
n'y a rien là qui doive nous étonner. En effet, les saccades, étant de
sens contraire dans les deux yeux, sont absolument incompatibles
avec la vision binoculaire. L'exercice simultané des deux yeux rencontre moins de difficultés à droite, parce que l'insuffisance du droit
externe de l'œil droit est moins marquée que celle du muscle correspondant de l'œil gauche.

La réfraction est approximativement 0° — 9 —16, 0° — 24 — 12.

Malgré l'absence de strabisme, la ténotomie du droit interne de l'œil
gauche fut pratiquée par le Dʳ Wecker et produisit le résultat désiré,
ainsi qu'on le verra plus loin. Dans le regard vague, il se produisit un
strabisme divergent qui disparaissait lors de la fixation attentive
pour faire place à une légère convergence. En effet, chez ce malade,
la vision binoculaire ne se produisait que par moments et pour la
position de repos.

Pour compléter le traitement, il fut prescrit de porter une coquille
non percée sur l'œil droit. L'occlusion de cet œil, accompagnée d'abord

de beaucoup de gêne et même de nausées, fut supportée bientôt avec facilité, et après quatre jours, en la retirant, la vision binoculaire se produisit, le point de repos s'étant déplacé pour venir se mettre en face du malade.

Ce déplacement du point de repos n'est pas le seul résultat utile de la ténotomie ; les muscles étant mieux équilibrés et la position de vision binoculaire étant devenue plus facile, il a dû se produire une diminution du nystagmus, et tout présage une amélioration progressive de l'état du malade.

OBSERVATION XXII (personnelle).

Nystagmus avec astigmatisme.

Le 26 février 1869, Virginie Leconte m'est adressée par mon excellent ami, M. Delens, aide d'anatomie à la Faculté de médecine. Agée de 18 ans, cette malade a toujours été d'une santé excellente, mais elle présente depuis nombre d'années un nystagmus très-violent, mais périodique.

Nous l'avons examinée très-attentivement, M. Javal et moi, et voici quel a été le résultat de notre observation :

Pendant notre examen, les saccades changent plusieurs fois de sens; à un moment donné, elle cessent brusquement et totalement. La malade déclare savoir tourner ses yeux de manière à supprimer le nystagmus quand elle peut prendre son temps pour le faire. Il en est ainsi, dit-elle, toutes les fois qu'elle veut lire ou se livrer à la couture.

L'examen isolé des deux yeux présente ce résultat que chacun donne des saccades externes lors du regard fortement externe. Ces saccades persistent lors du regard en face et sont remplacées par des saccades internes lors du regard interne. Tous ces phénomènes ne se produisent qu'à la suite d'une position externe du regard et s'expliquent en admettant une insuffisance assez grande du droit externe et une insuffisance moindre du droit interne.

Nous avons constaté chez cette malade un astigmatisme assez fort, mais qui n'a pas été mesuré, la malade n'étant pas venue se soumettre à un autre examen pour lequel on l'avait ajournée à huitaine.

OBSERVATION XXIII.

Nystagmus avec défaut de pigmentation et amblyopie. (Bœhm, 14e obs., p. 163.)

Henriette B..., âgée de 26 ans, était un exemple de ces cas où avec le nystagmus congénital se rencontre un défaut fondamental de la fonction de la vue. La myopie, l'amblyopie et la photophobie coexistaient dans ses yeux bleu clair, pauvres en pigment, et l'examen ophthalmoscopique montrait un fond de l'œil d'un rouge clair anormal, presque blanchâtre par places, la sclérotique renvoyant la lumière à travers la choroïde dénuée de pigment.

La lecture n'était possible qu'à 1 pouce 1|2 d'éloignement, avec un éclairage modéré, et avec des temps de repos. Après des essais répétés, de forts verres convexes (n° 15) d'une nuance bleue sombre assez foncée (n° 5) parurent aider le plus efficacement la vue qui y gagna plus de clarté, plus de durée dans l'acte de la vision, les traces elles-mêmes étant un peu augmentées par ce moyen.

Mais si je communique ce cas c'est moins pour ces particularités que parce que dans ce cas le nystagmus était d'origine paralytique.

Le tremblement oculaire était inappréciable toutes les fois que les yeux, en fixant un objet rapproché, étaient tenus en place par une suractivité de l'innervation de leurs muscles; mais il apparaissait avec une force et une rapidité peu communes dès que la détente survenait; les yeux alors s'écartaient et dépassaient même le parallélisme.

Le nystagmus résultait évidemment du passage trop bref du regard normal à un strabisme divergent. Quand celui-ci s'était produit tout tremblement cessait. J'ai à peine besoin de dire que c'était le droit interne de l'œil droit qui ne fonctionnait suffisamment que par l'excitation la plus vive de son nerf; dès que celle-ci était insuffisante les oscillations se produisaient.

J'ai vu l'année dernière plusieurs malades analogues; il forment une classe à laquelle je donnerai volontiers le nom de nystagmus paralytique fugitif (ou temporaire).

Dans un cas que je rapprocherai de ceux-ci, quoiqu'il soit un peu différent, il n'y avait qu'un simple strabisme divergent avec repos complet des yeux; si l'on empêchait un des yeux de prendre sa place accoutumée, l'autre œil ne pouvait se maintenir au milieu de la fente palpébrale et soubresautait jusqu'à ce qu'on eût rendu la liberté à son congénère.

OBSERVATION XXIV.

Nystagmus avec défaut de pigmentation et amblyopie. (Bœhm, 15ᵉ obs., p. 165.)

Carl J..., âgé de 10 ans, de Potsdam, avait des yeux bleus et cheveux blonds et une vue si faible qu'on douta longtemps de pouvoir lui donner l'éducation par le moyen ordinaire ; depuis sa jeunesse il souffrait de tremblement oculaire, tantôt plus, tantôt moins fort, quelquefois inappréciable.

En avril 1852, il se remit entre mes mains : je remarquai de suite que l'apparition du nystagmus, comme son intensité, étaient liés à la direction déterminée du regard. Il ne louchait pas fréquemment, mais le muscle droit interne de l'œil droit était roide et peu extensible ; il devait donc chercher à éviter la tension de ce muscle et à tout observer de l'œil gauche surtout ; aussi il avait adopté une inclinaison de la tête, et si on lui permettait de prendre cette position, son regard n'offrait rien d'anormal. Si on l'engageait au contraire, en tenant la tête dans la rectitude par une simple rotation des yeux, à suivre un objet de gauche à droite, l'on voyait à peine le milieu de la ligne dépassé et l'objet se dirigeant du côté droit, que l'œil commençait à trembler légèrement, et que ces légères vibrations s'exagéraient jusqu'aux secousses les plus violentes dans les regards franchement obliques.

Une particularité plus importante à noter que ce nystagmus, dépendant de conditions accidentelles, était une faiblesse excessive de la vue. C'était avec peine que le malade lisait à 2 pouces de distance : quoiqu'alors son nez touchât presque le livre, la contrainte qu'il imposait à ses yeux le forçait de s'arrêter bientôt, épuisé de fatigue.

Comme il n'y avait pas de raccourcissement musculaire, et, partant, pas d'indication opératoire, tous les efforts du traitement furent dirigés de manière à fortifier la vue, dans l'espoir de fortifier par contre-coup les muscles. Cette vue se réalisa avec une étonnante rapidité ainsi que le montrent les quelques notes suivantes prises sur ce malade et qui serviront pour l'institution de recherches semblables.

Au commencement d'avril 1852, je donnai à J... un verre convexe n° 12, avec la nuance 4, et avec lui le malade put lire à la fois plus loin et mieux. Les verres plus faibles (13-14) n'eurent point cette action, car il ne faisaient pas assez converger les rayons, bien qu'ils fussent sans aucun doute plus adaptés à l'état de la réfraction oculaire. Les verres n° 12, non moins colorés, ne firent pas non plus le même effet ; les verres non colorés produisaient même une irritation si intense que leur emploi dut être interrompu. Le verre seul choisi avec soin que j'ai mentionné réfractait suffisamment et renvoyait une lumière suffisamment douce à l'œil.

Au milieu du mois de mai je pus le remplacer avec succès par le verre 14, avec la même nuance (4).

En août je constatais que J... lisait plus couramment à 8 pouces de distance, et, chose plus remarquable encore, qu'avec un certain effort il pouvait quelque temps soutenir cette distance sans le secours de lunettes. Je fis choix alors du verre n° 16 et redescendis pour la coloration à la nuance n° 3.

Le 3 janvier 1853, la lumière moins réfractée et moins mitigée par ces verres avait en cinq mois fait faire de nouveaux progrès au malade. La série convexe n° 17, d'un bleu pâle, lui permettait de tenir commodément son livre à 6 pouces.

En avril (le 15) la distance s'était étendue à 8 pouces et plus, avec un peu d'application ; sans lunettes les yeux continuaient quelques instants à lire. Je pus passer au verre n° 20, nuance 3, mais le soir le verre n° 18 était encore nécessaire, car la lumière plus faible provenant de l'éclairage artificiel exigeait une réfraction plus forte. J... était alors si avancé qu'au lieu d'aller à l'Institut des aveugles, comme on l'avait cru, il se rendit à l'École de Schnepfenthal où il marcha de pair avec ses camarades dans toutes les branches de l'enseignement.

Quand le 30 novembre je revis l'enfant pour choisir des verres adaptés à sa vue, la distance visuelle était montée à 9 pouces, et depuis quelque temps le verre n° 20 pouvait servir même le soir. Je lui substituai le n° 25, nuance 3, et je crus utile de munir les yeux de verres n° 40, nuance 3, pour les distances un peu considérables ; les promenades y gagnèrent en sécurité et en agrément.

Le 15 avril 1854. Dans les quatre derniers mois, au moyen du verre n° 25, la lecture pouvait se faire à 1 pied de distance : la guérison radicale de l'amblyopie fut confirmée par ce fait que de temps à autre l'œil pouvait se passer de verres et que les objets invisibles autrefois à de grandes distances étaient aperçus dans tous leurs détails. Toutefois pour pousser la guérison plus loin encore je crus, dans les occupations astreignantes, surtout à la lumière artificielle, devoir recommander l'emploi d'un verre n° 40, nuance 3.

En juin 1854, J... en était arrivé à se passer de lunettes le jour et le soir, dans les travaux soutenus à n'employer que le n° 60, avec la nuance 3.

OBSERVATION XXV.

Nystagmus avec défaut de pigmentation, épicanthus et strabisme. (Bulletins de la Société de chirurgie, séance du 8 septembre 1858.)

M. Doumic donne lecture de la note suivante relative à un nys tagmus double avec strabisme convergent de l'œil droit, épicanthus interne double chez deux enfants albinos (frère et sœur) qu'il présente à la séance.

Les deux petits malades que j'ai l'honneur de soumettre à l'examen de la Société présentent un ensemble de phénomènes pathologiques cnrieux à étudier.

Adolphe Jorey, âgé de 7 ans, né à Milly (Seine-et-Oise) est albinos : cheveux et cils complétement incolores, iris d'un gris bleuâtre très-clair, pupilles rouges : cette teinte du fond de l'œil s'aperçoit aussi par certaines points à travers le tissu de l'iris où le pigment uvéen manque complétement, tandis qu'il existe sur d'autres points.

Sa sœur, Josephine, âgée de 3 ans, également albinos, présente les mêmes phénomènes que lui du côté des yeux ; nous y reviendrons tout à l'heure.

Ces deux enfants albinos sont nés d'un père et d'une mère parfaitement constitués, aux cheveux châtain foncé, aux cils bruns.

Le petit Adolphe, quoique d'un développement moyen, est néanmoins fort et vigoureux. La tête est volumineuse, mais régulièrement conformée, et l'enfant n'a jamais eu de maladies de l'encéphale ni de convulsions ; l'innervation s'accomplit d'une manière parfaite ; l'intelligence est très-développée ; tous les sens sont normaux ; les yeux seuls présentent des anomalies singulières que nous allons examiner.

Les deux globes oculaires sont constamment animés de mouvements suivant le diamètre horizontal, ces mouvements toutefois ne sont pas très-rapides à l'état ordinaire ; mais ils s'accélèrent beaucoup à la moindre impression morale. Ce ne sont pas seulement les muscles droits interne et externe qui sont le siége de ces convulsions cloniques. De temps à autre, les muscles obliques agissent à leur tour.

A ce nystagmus double, il faut joindre un strabisme convergent de l'œil droit ; ce strabisme est dû évidemment au non-usage auquel cet œil est condamné depuis longtemps, l'enfant ayant pris l'habitude de ne se servir que de l'œil gauche et en se rapprochant beaucoup des objets qu'il veut voir. Il est facile de s'en assurer en examinant la portée de la vision de chaque œil isolément. L'œil gauche peut lire à une distance assez considérable un caractère d'impression moyen ; pour l'œil droit, au contraire, il faut rapprocher le livre, néanmoins la vision de cet œil est encore assez bonne.

En outre, il y a chez lui un léger degré d'épicanthus interne des deux côtés.

Enfin, ce petit malade porte un déformation de la partie antérieure droite du thorax qui est bombée en avant. Cette affection est due au rachitisme.

La petite sœur, âgée de 3 ans, présente les mêmes anomalies que son frère, albinisme, nystagmus double et strabisme convergent de l'œil droit, mais à un moindre degré.

Comme on le voit, l'association de ces phénomènes est fort curieuse, surtout à cause de sa rareté.

Le nystagmus est lié, dit-on, à l'albinisme; les deux faits que je signale sembleraient confirmer cette assertion. Le strabisme se rencontre fréquemment avec le nystagmus, je l'admets encore. Mais ce qui fait l'intérêt de cette présentation, c'est la réunion chez le même sujet de ces trois phénomènes, auxquels il faut encore ajouter un double épicanthus. Toutes ces anomalies, bien que congénitales, ne sont cependant pas héréditaires chez les deux enfants Jorey; le père et la mère sont parfaitement bien portants, et n'offrent aucun des vices de conformation que présentent leurs enfants. Ils sont, de plus, bruns tous les deux, et cependant ils ont des enfants albinos.

A ces seuls titres, ces deux petits malades sont déjà fort intéressants; mais le point sur lequel je veux appeler l'attention de la société, c'est l'état de la vision chez ces enfants, comparativement à celle d'autres individus atteints de nystagmus, sans complication d'albinisme et de strabisme. La Société comprend que je veux parler du malade présenté par M. Larrey, dans le mois de mai 1855. Je me rappelle d'autant mieux l'histoire de ce malade, que j'étais encore chef de clinique de M. Sichel lorsque M. Boulongne, aide-major du 1er carabiniers, vint soumettre cet homme à l'examen de mon savant maître. Bouneuret, d'une taille de près de 6 pieds, portait un nystagmus double, dans lequel les mouvements étaient très-rapides et atteignaient le nombre de 180 par minute; les yeux étaient saillants, la pupille dilatée, la vision presque nulle. Enfin, ce malade ne parvenait à distinguer les objets qu'à la condition de les placer à sa gauche.

Au contraire, chez le petit Jorey, les oscillations ne sont pas aussi fréquentes, on en compte à peine 50 à 60 par minute. L'œil droit, dévié en dedans, est animé des mêmes mouvements. Les oscillations d'un œil strabique sont assez remarquables. Notre petit malade a les yeux remarquablement saillants, la pupille n'est pas ordinairement dilatée; elle se contracte et se relâche rapidement sous l'influence de la lumière et de l'obscurité. La vision de l'œil gauche est bonne à une distance ordinaire. L'œil droit est un peu plus faible, mais voit encore assez bien, et si l'on cache l'œil gauche momentanément, le strabisme disparaît aussitôt. Le strabisme ne paraît donc devoir être attribué, ainsi que la légère diminution de l'œil droit, qu'à la mauvaise habitude qu'a contractée l'enfant de se servir exclusivement de son œil gauche, et surtout de se rapprocher beaucoup des objets qu'il regarde, tandis que sa vue est suffisante pour qu'il se tienne à une distance plus considérable.

Vous savez, en effet, messieurs, qu'on observe fréquemment cette amblyopie acquise d'un seul œil et quelquefois la déviation consécutive de cet œil, chez des individus qui, travaillant assidûment sur de petits objets, ont la malheureuse habitude d'approcher considérablement leur travail des yeux. Les brodeuses, les piqueuses, les couturières, les teneurs de livres, etc., présentent souvent cette affection; aussi pensé-je que c'est principalement à cette cause qu'on doit rapporter l'infériorité de la vision de l'œil droit chez notre petit malade.

L'ophthalmoscope a confirmé cette opinion dans l'œil droit comme dans l'œil gauche, les vaisseaux de la rétine ont leur développement normal; aucun état pathologique ne peut être découvert ni dans l'un ni dans l'autre. M. Follin, qui a eu la bonté d'examiner le malade avec moi, est arrivé à des résultats identiques. Il y a loin de là à un arrêt de développement des vaisseaux de la rétine et à une saillie prononcée des papilles de la papille optique, signalés par M. Desmarres.

Le nystagmus congénital n'est donc pas nécessairement l'indice d'un état voisin de la cécité. J'insiste sur ce point parce qu'il est généralement admis que le nystagmus s'observe principalement chez les aveugles de naissance ou chez les enfants atteints de cataracte congénitale, ou enfin chez des individus dont la vue est très-notablement affaible.

Vient maintenant la question du traitement. Que faut-il faire chez ces deux enfants atteints de nystagmus ? Faut-il diviser les muscles ? Pas le moins du monde. On aggraverait leur état en donnant naissance à un exophthalmos. Faudra-t-il pratiquer la section du muscle droit interne pour remédier au strabisme de l'œil droit? Pas davantage. Non-seulement cette opération est inutile, mais elle est encore dangereuse, le strabisme pouvant se produire en sens inverse, sans que la vision y gagne aucunement. On obtiendra, je crois, un résultat bien plus satisfaisant en exerçant fréquemment l'œil droit sur des objets gros et éloignés. C'est le seul moyen de rendre un peu de force à la vision de cet œil, et quand il aura une portée égale à celle de son congénère, il reviendra insensiblement au parallélisme.

OBSERVATION XXVI.

Nystagmus avec défaut de pigmentation, strabisme et hypermétropie inégale des deux yeux. (Boehm, 2ᵉ obs., p. 127.)

Un jeune étudiant en droit, Gustave Ganse, fut guéri par moi, en 1850, d'un nystagmus congénital. Je trouve dans sa famille une confirmation de ce fait étiologique si important, que le nystagmus s'ajoute volontiers à une pigmentation incomplète des cheveux. En effet, de huit frères et sœurs, tous ayant les yeux bleus, six qui avaient la chevelure foncée avaient la vue saine, et deux, dont les cheveux étaient d'un jaune-paille marqué, présentaient du tremblement et de la faiblesse des yeux.

Les deux parents avaient les yeux bons, quoique bleus, et des cheveux foncés (probablement par un effet de l'âge, après avoir été blonds dans leur jeunesse).

Gustave Ganse disait que c'était vers la quatrième annnée de son existence que la maladie s'était manifestée de la façon la plus nette, probablement à cause des efforts qu'il dut faire alors pour les fixer quelque temps sur des points déterminés. Chez son frère, plus âgé que lui de plusieurs années, le tremblement s'était aussi révélé de bonne heure, ce qui s'accordait à merveille avec son plus grand développement chez lui.

Recherchant les causes prochaines du nystagmus, nous trouvâmes l'œil droit plus fort que l'œil gauche, mais élevé à l'angle interne de l'œil par la contracture du muscle droit interne.

Cette position de l'œil, la direction oblique du rayon visuel par-dessus la racine du nez, causait une déviation de la tête; si, dans cette situation, on tenait exactement un objet à cinq pouces de distance, on ne saisissait aucune trace de tremblement, tant que l'œil contracturé n'avait à faire aucun effort d'accommodation. L'œil gauche, au contraire, fixe au milieu des paupières, pouvait être pris par un observateur peu attentif pour l'œil agissant et bien portant.

L'exploration de l'œil droit montrait qu'il pouvait lire au plus à une distance de sept pouces. Les verres convexes, et non les concaves, lui rendaient la vue plus facile et plus claire pour les objets eloignés; il était donc très-faible. Des verres convexes (n° 10) de couleur bleu moyen (3° de mes nuances) pour lire, les verres n° 28 pour voir de gros objets à une certaine distance, lui convenaient à merveille.

La disposition presque plate de la chambre antérieure, la voussure, la tension insuffisante de l'iris, expliquaient comment les verres convexes pouvaient augmenter la quantité de lumière reçue par la rétine, sans pourtant que la réfraction augmentât tellement que, pour des points éloignés, la réunion au foyer des rayons lumineux se fît avant leur arrivée sur la rétine et troublât la vision . Incontestablement, outre leur faiblesse visuelle, les yeux étaient aussi faiblement réfringents, c'est-à-dire hypermétropes.

L'œil gauche ne pouvait lire à une distance de trois pouces; les verres convexes lui permettaient de voir plus nettement et plus loin, quoiqu'à un moindre degré que le précédent.

Le malade pouvait à volonté se servir de l'un ou l'autre œil, mais pour cela il fallait que les objets fussent tout différemment disposés. Pour l'un, le point à viser devait être près et à droite; pour l'autre, plus loin et à gauche. Par un simple effort d'attention, il pouvait fixer tantôt l'un, tantôt l'autre des deux objets ainsi placés simultanément, sans qu'il eût à faire le moindre effort musculaire pour cela, ce qu'il croyait pourtant. A cinq pouces de distance, au point de convergence des deux axes, était un endroit très-limité, où un petit objet pouvait être vu clairement et sans tremblement.

La distribution de l'action de chaque œil fut démontrée de la façon suivante : L'œil droit, orné d'un verre bleu, voyait en bleu la plus petite partie et la plus située vers la gauche d'une surface blanche placée à quelque distance, tandis que l'œil gauche, avec un verre jaune, voyait en jaune l'autre et plus grande partie située vers la droite. L'entre-croisement des rayons visuels était ainsi prouvé.

En juin 1850, je pratiquai la section du droit interne sur l'œil droit, assisté par le professeur Peters ; le résultat fut :

1. Un retour graduel de l'œil au milieu de la fente palpébrale.

2. La diminution du nystagmus, qui, dès les premières semaines, se limite aux regards franchement obliques.

3. Une vision plus étendue et plus nette.

4. La disparition de la position inclinée de la tête.

Depuis, Ganse, pour ne citer qu'un fait, s'est exercé, avec beaucoup de succès, à l'escrime, exercice auquel la faiblesse de sa vue et surtout le peu de puissance qu'il avait sur la direction de son regard l'avaient toujours rendu impropre avant son opération.

OBSERVATION XXVII.

Nystagmus avec défaut de pigmentation et myopie. (Boehm, 6e obs., p. 145.)

Chez un jeune médecin et naturaliste (le Dr Ch. P.) comme chez son frère aîné, le nystagmus et l'albinisme se présentaient à leur plus haut point, tandis qu'un autre frère en était exempt. Ses cheveux blond pâle d'abord, entièrement décolorés, ses sourcils, ses cils, sa barbe blanche, les pupilles présentant des reflets rouges jusqu'à sa vingtième année, puis assombris par la pigmentation, oscillant çà et là, rien ne manquait à l'habitus spécial à cette maladie. La recherche des causes donnait les résultats suivants :

Le père descend d'une famille où la ligne masculine comme la féminine est douée de cheveux foncés et d'yeux bruns. Pourtant il avait des iris d'un bleu violet et des cheveux très-blonds jusqu'à sa dixième année, et qui devinrent plus sombres ensuite. — Une tendance à la dépigmentation, un premier pas vers l'albinisme était donc marqué du côté paternel, quoique la diminution de la pigmentation ne constitue pas un défaut à proprement parler. Aussi le processus aurait pu en rester là si le père avait épousé une femme d'une race pure blonde ou brune.

La mère possédait, elle, avec des cheveux bruns foncés, des yeux d'un bleu pur et cette anomalie indiquait une déviation de l'état normal, un appauvrissement local en pigment.

Ainsi par la ligne maternelle pauvreté pigmentaire des yeux, en ligne paternelle une tendance bien marquée à la perte de la coloration foncée.— Chez les deux aînés où l'appauvrissement pigmentaire avait fait de nouveaux progrès, les cheveux en vinrent à l'extrême, à l'albinisme. Chez le dernier où les dispositions maternelles semblent avoir prédominé, on put remarquer des yeux bleus unis à une chevelure brune.

Les symptômes particuliers qui dans le cas présent accompagnaient le nystagmus joint à l'albinisme, répondaient au tableau que nous avons tracé dans la première partie de cet ouvrage, comme formant la règle dans le plus grand nombre de cas.

L'œil gauche était le meilleur, presque le seul actif, et la contracture de son muscle droit interne le déviait chaque fois en dedans pour rendre possible la vue tranquille. — S'il regardait devant lui ou surtout en dehors, sa vue était de plus en plus incertaine, et le tremblement de plus en plus violent. La distance pour laquelle existaient ces mouvements convulsifs était à peu près de 4 pouces. — Les yeux étaient myopes probablement par suite d'une prédisposition de famille. Quoique le père ni la mère ne présentassent rien de semblable, plusieurs membres de leur famille présentaient cette infirmité très-marquée. — Du reste, à part l'impressionnabilité plus grande à la lumière, l'énergie de la vision n'avait rien perdu ; l'œil gauche lisait par-dessus la racine du nez jusqu'à 3 ou 4 pouces de distance les caractères diamant les plus fins avec facilité. — L'œil droit y parvenait également, bien qu'avec plus de peine et à une distance moins considérable.

OBSERVATION XXVIII.

Nystagmus avec défaut de pigmentation et astigmatisme. (Communiquée par M. Javal.)

Warnier (Félix), âgé de 11 ans et demi (avril 1867), présentait un nystagmus horizontal ; le balancement paraissait à peu près égal dans les deux sens. Le teint pâle et la couleur claire du fond de l'œil, les cheveux très-clairs de la mère, permettent de classer ce malade dans la même catégorie que les précédents, malgré la coloration foncée de ses cheveux (défaut de pigmentation).

Les parents attribuent le nystagmus aux suites d'une petite vérole, qui s'étaient portées sur les yeux, auxquels on avait longtemps appliqué un traitement local pour le nitrate d'argent. L'examen donna pour la réfraction, $165° - 16 + 48$; $15° - 8 + 16$ et il fut prescrit de porter constamment les verres correcteurs.

Après dix mois, le nystagmus paraissait avoir un peu diminué ; les oscillations étaient séparées par de légers temps de repos. La position de prédilection du regard, qui était auparavant dirigée de 30° vers la droite du malade, n'était plus que de 15° du même côté, de manière à ne plus être choquante.

Il est inutile de dire que l'astigmatisme avait été mesuré en faisant usage de la fente sténopéique, le procédé optométrique ne présentant aucune garantie d'exactitude chez les sujets affectés de nystagmus.

En octobre 1868, l'amélioration était restée la même.

OBSERVATION XXIX.

Nystagmus avec défaut de pigmentation et astigmatisme. (Communiquée par M. Javal.)

Hesse (Lucien) m'est amené le 6 décembre 1866 pour un violent nystagmus congénital. Les yeux bleu clair, les cheveux blond filasse, le facies du sujet le classent parmi les nystagmiques chez lesquels on attribue le défaut à un manque de pigmentation sans expliquer en quoi l'insuffisance de pigmentation peut produire le nystagmus.

L'acuité est $S = \frac{1}{100}$. Il existe à 3 pouces environ des yeux, un peu à sa droite et en bas, une position où le nystagmus disparaît presque entièrement. Pour la vision des objets éloignés, la tête se tourne à gauche et affecte un léger tremblement.

Edmond son frère, âgé de 10 ans, présente à un degré moindre des phénomènes tout à fait analogues. Il est affecté d'un astigmatisme fort, conforme à la règle.

Ces deux malades n'ont malheureusement pas pu être suivis.

OBSERVATION XXX.

Nystagmus avec défaut de pigmentation et strabisme.—(Bœhm. 4e observ., p. 136.)

J'eus l'occasion d'observer sur une jeune dame atteinte d'albinisme complet et de nystagmus un cas d'absence de pigmentation arrivé à son comble vers la 3e génération (en ligne féminine) et de déterminer avec quelque exactitude les causes qui avaient pu donner lieu à cette infirmité portée chez elle à l'extrême.

Première génération.

La grand'mère déjà était très-blonde, avait les yeux bleus, la peau fine et blanche, et, ce qui est caractéristique pour l'albinisme, ses sourcils et surtout ses cils étaient encore plus blonds que ses cheveux. A part cette disposition fâcheuse à l'albinisme, elle jouissait d'une bonne vue.

Elle épousa un homme qui n'appartenait pas à la race blond pur, mais blond sombre (châtain). Dans le premier de ces cas elle eût eu vraisemblablement des enfants franchement blonds, nullement prédisposés à croître en albinisme. Mais la race sombre était mal représentée dans le mari dont le pigment était vraisemblablement affaibli; il avait en effet des yeux fauves et une chevelure qui, blonde d'abord, s'était assombrie avec l'âge. Ainsi il ne se produisit pas de croisement avec une race franchement foncée, croisement qui eût pu couper court à la propension de ses produits à s'appauvrir en pigment. Les deux parents, bien qu'appartenant à des races différentes, inclinaient vers l'albinisme.

Deuxième génération.

La fille de cette union, âgée actuellement de 57 ans, eut nécessairement la chevelure blonde ; de plus, elle présenta des sourcils et
des cils presque blancs, une peau blanche, des yeux d'un gris clair et
mat où une observation attentive me permit seule de distinguer un
léger cercle brun au cercle pupillaire, dernier vestige de la coloration
des yeux du père, mais trop mince pour couvrir autre chose
qu'une ligne à peine marquée. Les pupilles étaient normales.

Mais ici des troubles manifestes révélaient l'absence de pigmentation ; s'il n'y avait pas de nystagmus non plus que de déviation du
regard, il y avait une telle sensibilité des yeux à la lumière que
dans les premières années de la vie, celles aussi où la pigmentation
est la plus défectueuse, la malade était réduite à porter un abat-jour ;
elle ne put s'en dispenser que plus tard. Le crépuscule et son obscurité étaient l'élément normal de ses yeux, et dans ces conditions ils
avaient un avantage marqué sur les yeux sains et reconnaissaient bien
mieux les objets rapprochés. Au contraire, la lumière artificielle était
insuffisante pour exciter la faculté visuelle. A côté de ces troubles
l'on rencontrait une imperfection habituelle aux malades disposés au
nystagmus comme aux albinos ; la personne en question était myope
et ne pouvait lire plus loin que quelques pouces.

Tous ces défauts, affectant une génération dont l'albinisme n'était
pas encore parfait, s'atténuèrent d'une façon remarquable quand
l'âge vint accroître la pigmentation. C'était à ce point que, quand
j'examinai la malade, elle ne parlait plus que par souvenir des troubles de sa vision. Sa vue si courte s'était étendue au point de lui per-
mettre de lire à neuf pouces de distance des caractères que dans son
enfance elle n'eût pu lire qu'en y collant son visage, et elle s'aidait
déjà de légers verres concaves.

Pour que rien ne manquât à cette instructive histoire du développement de l'albinisme et du nystagmus et pour confirmer la justesse
de mes appréciations sur ce cas et en exclure toute espèce de doute,
le hasard voulut qu'à côté de cette lignée qui subissait un appauvrissement graduel en pigment, en fût un autre qui apportât la preuve
positive de mes assertions. Notre malade possédait une belle-sœur
résultant de l'union de sa mère avec un homme brun à yeux bruns,
de race sombre et propre par conséquent à diminuer les dispositions
à l'albinisme par son alliance avec la première de ces races. Cette sœur

avait les cheveux noirs, des yeux brun foncé, et avait une puissance visuelle irréprochable.

Au contraire, la fille que nous avons considérée comme étant au deuxième degré du développement de l'albinisme se maria, comme sa mère, avec un homme à yeux brun clair et cheveux si blonds que lorsque je le vis dans sa soixantième année, sa chevelure présentait encore exactement la même coloration. Il y eut donc encore là une source d'appauvrissement en pigment pour la génération à venir.

Troisième génération.

L'enfant de cette union, aujourd'hui âgée de 24 ans, fut dès sa naissance une albinos accomplie. Sa longue chevelure était d'abord blanche comme de la laine parfaitement blanchie; il arriva une fois qu'une de ses compagnes de malheur, déjà adulte et d'un pays éloigné, que l'on montrait au public pour de l'argent, l'apercevant parmi les spectateurs, se précipita sur elle avec fureur; ce ne fut qu'avec peine qu'on put lui faire lâcher prise; elle était alors âgée de 12 ans. Cette coloration blanche des cheveux n'est pas restée intacte, elle a tendu jusqu'à la vingtième année à prendre une teinte jaunâtre un peu plus naturelle. L'examen d'un cheveu pris isolément me démontra qu'il n'était pas fin et grêle comme on le décrit généralement dans ces cas, mais au contraire extraordinairement raide et épais. A l'intérieur de l'iris mat, puis tournant au gris vers la quinzième année, se trouvaient des pupilles entièrement rouges, et l'accumulation tardive du pigment changea si peu cette disposition qu'aujourd'hui encore avec un éclairement favorable on reproduit cette coloration.

Non-seulement ces yeux gris clair étaient doués de cette faiblesse que nous avons rencontrée, bien que passant avec l'âge dans les yeux des générations précédentes, mais il s'y joignait à un haut degré le strabisme et le nystagmus. L'œil gauche, dont le muscle droit interne est contracturé, est le meilleur; lorsqu'on l'emploie, obéissant à la contraction de son muscle, il gagne constamment l'angle de l'œil et regarde tranquillement et sans trembler par dessus la racine du nez. La vue ne s'exerce qu'a 2 pouces, mais a une telle acuité à cette distance qu'elle lit avec une rapidité surprenante les caractères les plus fins (diamant Schrift), ce que ne pourrait faire un œil entièrement sain. Notre albinos pouvait satisfaire la véritable passion qu'elle éprouvait pour la lecture tant au jour qu'à la lumière artificielle, et, pour remédier à la brièveté de sa vue, sa tête oscillait rapidement de ci et de là poursuivre les lignes de son livre.

L'œil droit n'a plus assez de force pour lire les fines écritures ; il ne peut lire les caractères qu'à la distance d'un pouce et se reconnaît du reste, pour le médecin exercé à reconnaître le nystagmus, immédiatement comme le plus faible à la position qu'il occupe au milieu de la fente palpébrale.

OBSERVATION XXXI.

Anomalies diverses de la réfraction et strabisme. (Boehm, 9e obs., p. 153.)

La famille du major R...., résidant dans la forteresse de Kolberg, me fournit un exemple de l'apparition du nystagmus dans quelques membres d'une famille où se rencontrent habituellement des troubles musculaires des yeux et une puissance visuelle différente.

Le grand-père maternel était modérément myope, et inégalement de l'œil droit et de l'œil gauche.

La mère est myope à un très-haut degré.

Un fils, jeune officier de 20 ans, est beaucoup plus myope d'un œil, du reste fort perçant, que de l'autre, à ce point qu'il ne peut lire qu'à 1 pied de distance et qu'avec un verre concave n° 16 ; il est accommodé pour les objets éloignés. L'autre œil, moins myope, peut lire facilement à une distance de 2 pieds et demi et est accommodé pour une distance de 200 pas avec les verres concaves n° 40. Il est accoutumé, suivant les circonstances, à employer soit l'un, soit l'autre de ses yeux : c'est ainsi qu'avec le droit, il lit la fine impression et dessine les contours les plus délicats, et qu'avec le gauche il déchiffre les caractères ordinaires : il a donc des troubles de la vision complexes, sur lesquels je n'insisterai pas davantage.

Une jeune fille de 17 ans avait, dès sa plus tendre enfance, un nystagmus divergent de l'œil droit, qui était meilleur que l'autre (cette cause si fréquente de nystagmus), et de temps en temps présentait des secousses brusques et soudaines qui portaient ses yeux en bas et interrompaient le regard, calme d'ailleurs. La ténotomie des deux muscles externes débarrassa la malade de ces inconvénients, et son pouvoir visuel se releva considérablement, ainsi que le marquent les nouvelles favorables que j'en ai reçues.

Enfin un jeune fils de 9 ans, à yeux bleus, à cheveux plus blonds, de peau plus blanche que le reste de sa famille, souffre d'un nystagmus

véritable. Je ne connaissais pas ce jeune malade, car seule, sa sœur,
accompagnée de sa mère, était venue me consulter à Berlin. Ce que
j'observai sur cette jeune fille me fit émettre l'opinion que, suivant une
loi formelle, il n'y aurait rien d'impossible à ce qu'elle fût prise de
nystagmus. Quel fut mon étonnement quand, à l'appui de mon observation, la mère me répondit qu'elle n'avait, à la vérité, jamais remarqué de tremblement oculaire chez sa fille, mais qu'un de ses fils,
plus jeune qu'elle, en souffrait à un haut degré depuis sa naissance!
Je ne vois pas là une coïncidence, mais la certitude que sait donner
l'œil toujours ouvert de la science.

J'emprunte à la description claire et précise que le père me fit de
son fils les passages les plus caractéristiques :

« Fritz, dit-il, ne regarde jamais directement un objet; son visage
est toujours tourné à droite, tandis que l'œil droit, dévié à gauche, se
loge avec la pupille dans l'angle interne de l'œil. Dans la rue, de
même, il marche la tête inclinée obliquement et un peu en arrière.
Quand il lit, il ne laisse pas son œil courir çà et là, il le maintient
fortement en dedans, et c'est la tête qui communique le mouvement.
Il en est de même quand on lui désigne un objet à fixer : il tient ferme
sa pupille dans l'angle interne de l'œil et tourne ensuite la tête jusqu'à ce qu'il ait trouvé l'objet. Si on le contraint à regarder un objet
placé en face de lui, il se produit un tremblement intense, les images
ne sont pas nettes, l'œil est irrité et pleure. »

Il est évident que, dans ce cas, l'œil droit, le plus fort, est toujours
employé, mais il est atteint de contracture et de rigidité du muscle
interne de l'œil, et il doit y obtempérer pour ne pas être en proie à
ces secousses.

§ 2. — *Nystagmus acquis.*

A. — *Volontaire.*

OBSERVATION XXXII.

¹ Observation rédigée par le malade lui-même. (Fano, Traité des maladies des yeux,
t. II, p. 660.)

Planté, étudiant en médecine, âgé de 25 ans. Il y a environ dix
ans (1835), alors que j'étais au collège, je me suis aperçu, pendant
une récréation, en fixant un objet, que mes yeux tremblaient dans

l'orbite et que tout ce qui était compris dans le champ de ma vision oscillait avec une vitesse assez grande. Pour la curiosité du fait, et afin de le montrer à mes camarades, j'ai essayé de reproduire ce tremblement, et à ma volonté cette contraction des muscles de l'œil a recommencé. Depuis cette époque, il m'arriva très-souvent de faire constater ce phénomène. Il me suffit pour cela d'ouvrir un peu fortement les yeux, de regarder fixement devant moi, et la contraction a lieu. Le globe s'agite en se portant de droite à gauche et de gauche à droite, et ainsi de suite. Le mouvement commence de même qu'il cesse brusquement et sans efforts, aussitôt que je le veux. Que ce nystagmus dépendant de ma volonté, je le répète souvent ou peu, je n'éprouve à la suite aucune fatigue, aucun trouble du côté de la vision. Du reste, ma vue a toujours été excellente.

M. Fano, qui a observé ce malade, ajoute que les oscillations des globes de droite à gauche et de gauche à droite sont tellement fréquentes qu'il est impossible d'en compter le nombre.

B. — *Traumatique*.

OBSERVATION XXXIII.

Fano (Union médicale, 15 septem. 1868, p. 398, et Ann. d'oculistique, 1868, p. 257).

D..., âgé de 27 ans, employé sur la ligne ferrée de l'Ouest, est envoyé à ma clinique le 18 avril dernier. Il raconte avoir été atteint à l'épaule droite par le tampon d'un wagon, le 20 mars dernier. Ce choc violent aurait produit une luxation du bras qu'il a réduite lui-même. C'est de l'époque de cet accident que date, au dire du patient, le trouble survenu dans la vision. D... affirme formellement que, avant cette époque, il n'a jamais éprouvé rien de semblable.

Ce qui le tourmente, c'est qu'il lui est impossible de lire plus d'une ligne d'une page imprimée sans être obligé de s'arrêter, parce que les caractères se troublent, que les mots semblent attachés les uns aux autres. L'acuité de la vision n'a rien perdu. En faisant regarder le sujet en face de lui, on reconnaît que les deux yeux sont continuellement le siége de mouvements d'oscillation de deux genres : les uns s'exécutent de dedans et en dehors, et de dehors en dedans; les autres consistent en mouvements du globe autour de l'axe antéro-postérieur de l'organe. Ces deux genres de mouvements se succèdent d'une manière rhythmique en quelque sorte, et ne s'accomplissent jamais ensemble; c'est-à-dire qu'il existe tantôt [un mouvement de latéralité, tantôt un mouvement de rotation autour de l'axe, les deux globes exécutent toujours simultanément le même genre de mouvement. Nous prescrivons des onctions sur l'orbite avec une pommade à l'extrait de valériane; plus tard, des pilules de Méglin. Cette médication n'amène aucun résultat favorable, et les choses restent absolument dans le même état.

15 juin. Nous pratiquons la section du muscle adducteur de l'œil gauche, dans la portion musculaire de l'organe. L'opération ne présente aucune difficulté ni aucune circonstance spéciale digne d'être notée, le patient se prêtant à toutes les manœuvres. Immédiatement après, l'œil gauche se dévie vers le petit angle de l'orbite. Nous recommandons au malade l'application permanente de compresses d'eau froide sur les paupières; et, pour prévenir un strabisme divergent trop prononcé, de regarder fortement à droite, chaque fois que D... ouvre les paupières, au moment de renouveler le pansement.

Le 19. Le mouvement de balancement de l'œil gauche est moins prononcé qu'avant l'opération, lorsque D... regarde de face; le nystagmus est plus apparent quand il regarde à sa gauche. L'œil opéré reste dévié en dehors, et les efforts pour le ramener en dedans lui font à peine franchir la ligne médiane de l'orbite.

Le 20. Le nystagmus a manifestement diminué pour l'œil gauche. Les jours suivants, l'amélioration est plus apparente encore, et les mouvements de balancement de l'œil droit paraissent aussi diminués.

Le 24. Nous pratiquons la section du muscle abducteur de l'œil droit, dans la portion tendineuse du muscle. Cette seconde opération n'offre, comme la première, aucune difficulté d'exécution et est suivie d'une déviation de l'œil droit en dedans, ce qui fait que les axes optiques, divergents après l'opération de strabotomie faite sur l'œil gauche, redeviennent convergents lorsque le sujet regarde de face. Le lendemain, le nystagmus a disparu, les mouvements de balancement des yeux ne reparaissent que lorsque D... regarde fortement à sa gauche ou à sa droite.

Le 27. Le patient lit, sans s'arrêter, six lignes de caractères imprimés de petite dimension (le n° 7 de Jæger.)

4 juillet. On constate qu'il n'existe pas de strabisme, ni quand le patient regarde devant lui, ni quand il regarde de côté. Le nystagmus *a presque* complétement disparu. D... nous apprend qu'il peut lire

un de ces journaux quotidiens qui appartiennent à la petite presse, sans être obligé de s'arrêter.

Enfin, le 25 août, la guérison se maintient. Tout strabisme a disparu; malgré la section antérieure des muscles oculaires, les globes ont conservé toute l'étendue de leurs mouvements en divers sens. *Ils présentent encore un léger mouvement d'oscillation* autour de l'axe antéro-postérieur; mais, pendant la lecture, qui se fait sans difficulté, les yeux conservent leur fixité absolue.

C. — *Inflammatoire.*

OBSERVATION XXXIV.

Ophthalmie drs nouveau-nés. — Atrophie de l'œil et strabisme.
(Boehm, 10e obs. p. 156.)

Ferdinand Seidel, âgé de 32 ans, potier, à la suite d'une ophthalmie des nouveau-nés se vit atteint d'atrophie et de fort strabisme convergent de l'œil gauche. De l'œil droit, vue trouble, impressions peu nettes, contracture du muscle droit interne. Les deux yeux tremblent violemment. Avec un seul œil le malade lisait les caractères à une distance de 4 pouces, mais seulement lorsqu'on les lui présentait à une direction oblique par dessus la racine du nez. En voyant, même de loin, le malade occupé à son travail, l'inclinaison de sa tête, née sous l'influence de la déviation oculaire, faisait naître à l'instant l'idée d'un nystagmus.

Pour répondre à l'indication qui résultait de l'essence même du nystagmus, il eût fallu délivrer l'œil droit de l'obstacle qu'apportait à ses mouvements la contracture de son muscle interne. Mais le malade avait une répugnance invincible à laisser toucher en quoique ce fût son seul œil valide, et je fus réduit à ne couper que le muscle fortement rétracté de l'œil atrophié; l'analogie avec ce qui passe en cas de strabisme me faisait attendre quelque succès de cette manière de procéder.

Aussitôt après l'opération, le malade put lire à 7 pouces (au lieu de 4) de distance, et l'examen que je pratiquai après guérison de l'opération me montra que l'œil pouvait même fonctionner sans lunettes.

Le malade, à moitié débarrassé du tremblement oculaire, presque affranchi de l'inclinaison forcée que sa tête conservait auparavant, lisait avec des verres convexes n° 10, nuance III, à une distance de 12 pouces, et avec des verres n° 20 et nuance IV, il put poursuivre son métier avec une facilité qu'il n'avait jamais éprouvée.

OBSERVATION XXXV.

Nystagmus à la suite d'une ophthalmie des nouveau-nés, avec staphylome
de la cornée. (Lawson, Med. Times, du 26 mai 1860, p. 524.)

J. S..., âgé de 7 ans, était tout à fait aveugle de l'œil droit, ayant
un staphylôme de la cornée, par suite d'ophthalmie purulente dès le
bas âge. Dans l'œil gauche, le bord pupillaire de l'iris était adhérent
à une cicatrice de la cornée, conséquence d'un ulcère qui la traversait.
Les deux yeux oscillaient considérablement, de telle sorte que le sujet
était incapable de distinguer clairement aucun objet. En marchant,
il se heurtait fréquemment contre les lits et était incapable de ramasser de terre de petits objets. Si l'enfant désirait examiner quelque
chose, il poussait le globe de l'œil avec les doigts de sa main gauche
vers le coin intérieur et le maintenait constamment ainsi, pendant
qu'il tournait sa tête vers l'objet. Il y avait un strabisme convergent,
et le droit interne et le supérieur oblique me paraissaient être les
muscles qui produisaient la plus grande partie du mouvement oscillatoire.

Dans l'espoir d'affermir quelque peu l'œil, M. Lawson divisa le
droit interne des deux yeux. Cette opération fut suivie d'un succès
marqué. Non-seulement l'aspect de l'œil s'améliora, mais l'enfant fut
capable de se mouvoir aisément dans la salle sans se heurter contre
un lit, et il put distinguer des objets à 15 ou 20 pieds de distance et
ramassa des épingles de par terre. Il est capable, aujourd'hui, de monter des escaliers, tandis qu'avant l'opération il ne pouvait s'aventurer
qu'en s'aidant de ses mains et de ses genoux. Les mouvements oscillatoires des yeux sont beaucoup diminués, et il ne porte plus les doigts
à son œil pour l'affermir.

OBSERVATION XXXVI.

Nystagmus à la suite d'une ophthalmie des nouveau-nés, avec taie de la cornée.
(Boehm, 13e obs., p. 161.)

Wilhelm Dechert, âgé de 17 ans, de Neu-Ruppin, avait, à la suite
de l'ophthalmie des nouveau-nés, conservé une taie blanche sur la
cornée gauche ; il apercevait une lueur de cet œil, mais ne pouvait rien
distinguer. Un trouble léger et blanchâtre occupait toute la partie interne et le milieu de la pupille du côté droit; cet œil ne pouvait lire qu'à
4 pouces de distance, et seulement lorsqu'obéissant à la prépondérance

d'action musculaire qui l'entraînait en bas et en dedans, il regardait obliquement le livre par dessus la racine du nez. Dans toutes les autres directions il ne pouvait rien distinguer, car alors ses yeux étaient noués transversalement çà et là par dessus les lignes.

En avril 1854, avec l'assistance de M. le professeur Arlt, je sectionnai le muscle droit interne de l'œil droit le plus vigoureux.

Dès les premiers jours qui suivirent l'opération on put juger de son succès. Le malade put lire à 7 pouces de distance au lieu de 4. Ce n'était plus seulement dans la position oblique de l'œil, mais également dans la rectitude que la vue s'exerçait avec facilité, car l'œil était débarrassé de son muscle contracturé. Le nystagmus était moindre, et ce qui en restait dépendait du droit externe de l'œil gauche, qui était presque aveugle. Car cet œil restait fixé à l'angle externe et tressaillait vivement quand l'autre œil se portait en dehors.

Comme, le 18 avril, aucune amélioration ne se produisait, je sectionnai le droit externe de l'œil gauche. Le nystagmus disparut sans presque laisser de traces. La distance visuelle pour la lecture monta à 10 pouces, et avec l'aide d'un verre convexe n° 40, coloration bleu d'azur, l'amélioration en étendue et en netteté fut encore plus sensible. Le 2 mai, il rentra guéri dans sa ville natale.

Le 9 avril 1855, je visitai le malade; l'amélioration avait persisté. La vue de près surtout, de loin également, jusqu'à un plus faible degré, avait énormément gagné en netteté. (*Loc. cit.*, p. 161-163)

OBSERVATION XXXVII.

Nystagmus à la suite d'une ophthalmie des nouveau-nés avec hypermétropie.
(Boehm. 7° observ., p. 148.

Mlle Ottilie de Str...., originaire de Livonie, était venue en Allemagne avec ses parents pour être traitée de la faiblesse considérable de la vue dont elle souffrait dès son enfance. La jeune fille, âgée de 20 ans et d'ailleurs bien constituée, ne se hasardait à faire quelques pas que conduite par une main étrangère et tenant la tête dans une position fort inclinée. Les yeux d'un brun sombre, en rapport avec une chevelure noire, tremblant violemment, étaient si bien fixés dans leur position vicieuse que les deux iris se cachaient en partie dans l'angle de l'œil.

Un mur examen démontra que l'œil gauche était incapable de lire. Le droit le faisait, mais avec peine et avec des interruptions fréquentes et seulement alors que regardant par-dessus la racine du nez, il ré-

pondait à la contracture du muscle droit interne. La plus grande distance visuelle pour cet œil était de 2 à 2 ¼ pouces au maximum.

La famille, quoique ayant une vue faible, ne présentait pas cette
infirmité dont on ne pouvait accuser les dispositions héréditaires. Au
contraire l'hypermétropie y semblait la règle. Aucun verre concave
mais seuls les verres convexes d'assez fort numéro favorisaient la vision. Le + 8 permettait à la malade de voir un peu plus loin.

D'abord l'affaire me semblait peu claire quant à la pathogénie. Je
me croyais fondé à admettre une influence héréditaire. La mère, de
famille très-blonde avait deux frères louches, et parmi les frères et
sœurs de la malade, un surtout avait l'œil bleu, du nystagmus et la
vue si faible qu'il était presque incapable de lire et qu'il dut y renon-
cer plus tard. Un autre frère avait les yeux bleus aussi, ne présentait
pas le nystagmus, mais était amblyopique au point de ne pouvoir lire
qu'avec peine un livre placé très-près et convenablement éclairé.
D'autre part, la coloration foncée des yeux et des cheveux que la malade tenait de son père me paraissait une espèce de réaction contre
cette prédisposition héréditaire et les résultats de l'examen de la malade rendaient probable sinon certaine cette présomption. — J'appris
en effet que dès le cinquième jour de sa naissance, Ottilie de Str...
avait été atteinte d'une ophthalmie qui avait suppuré des mois entiers,
et que, lorsque les yeux malades s'étaient de nouveau ouverts, ils
étaient en strabisme et avaient perdu leurs libres mouvements.

Je ne crois donc pas être éloigné de la vérité en admettant ici la
coexistence chez les frères et sœurs de nystagmus congénital et de nystagmus acquis.

En avril 1852 je sectionnai d'abord le droit interne de l'œil gauche
(le plus faible des deux). A peine j'eus placé le blépharostat que le
droit interne attira l'œil si fort en haut et en dedans, que des tractions continues avec l'érigne purent seules découvrir la place où je
devais inciser la conjonctive. Le nystagmus diminue, la puissance
visuelle augmente, et de suite après l'opération la malade fut saisie
du contraste entre les couleurs de ses vêtements, contraste qu'elle saisissait moins auparavant. L'œil gauche acquit la faculté de lire.

Au bout de cinq semaines je me convainquis autant par le degré
de nystagmus qui persistait encore que par la convergence exagérée
des axes optiques qu'il fallait en venir à la section du muscle interne
de l'œil droit (le plus fort). Cette dernière opération eut le résultat fâcheux d'amener de la diplopie pendant douze jours : celle-ci
disparut après. La disparition du strabisme amena le redressement

de la tête ; la marche de la malade devint assurée. La vue commença
à gagner en force d'une façon tout à fait inespérée.

Déjà dans les six semaines qui suivirent, je pus rétrocéder des
n°ˢ 8 aux 9, 10, 12 et 14. — Les nouvelles que je reçus de Livonie en
1853, 54 et 55, m'apprirent que la vue s'était fortifiée de telle sorte
que les verres convexes employés étaient les numéros + 60, 70 et 80.

OBSERVATION XXXVIII.

Ophthalmie ancienne. — Nystagmus avec synéchies antérieures et cataracte.
(Clinique du Dʳ Courserant. Gaz. des hôp., mars 1861.)

C.... ouvrier blanchisseur, âgé de 28 ans, demeurant à Gentilly,
présente à l'œil droit une synéchie antérieure avec leucome central ;
la pupille, libre seulement en haut et en dedans, permet de reconnaître, surtout à l'éclairage oblique, une cataracte capsulaire centrale,
dite végétante dans le langage classique ; l'iris offre à sa place antérieure des taches d'un blanc grisâtre entièrement dépourvues de to-
mentum. A l'œil gauche existe une suffusion cornéenne centrale
légère, plus une cataracte capsulaire centrale entièrement semblable
à celle de l'œil droit, en outre ce dernier est entraîné dans une abduction tellement prononcée que la moitié de la cornée se cache
derrière l'angle externe d'où elle peut à peine se dégager, alors que le
malade s'efforce de porter l'œil en dedans et à gauche ; cette espèce
d'ankylose du globe oculaire a créé une attitude vicieuse de la tête et
du cou ; le malade, en effet, pour éviter la diplopie, a pris l'habitude
de regarder toujours sur sa droite, et ne peut amener les axes visuels
dans une convergence convenable qu'après un balancement (nystagmus) très-prononcé, en partie volontaire, en partie involontaire.

Dans le double but de faire cesser ce mouvement oscillatoire et
d'améliorer la vision de l'œil droit en agrandissant le champ visuel,
une excision de l'iris fut pratiquée du côté interne (pupille artificielle). Quelques semaines après cette opération, qui avait considérablement accru la puissance visuelle, le malade réclama lui-même
une opération semblable pour l'œil droit. Ce fut alors que je songeai
à redresser l'œil dévié avant d'agir sur l'œil droit. Le chloroforme
ayant été préalablement administré, je procédai à la recherche du
muscle droit interne.

Une incision verticale fut faite dans la conjonctive bulbaire, à
5 millimètres environ de l'insertion de la cornée à la sclérotique. Une
dissection minutieuse et assez laborieuse, poursuivie très-avant du

côté interne, fit justice d'adhérences assez intimes établies entre la conjonctive, le tissu cellulaire sous-conjonctival et la sclérotique. Plusieurs fois le crochet mousse fut porté dans le fond de la plaie, et ne ramena que quelques filaments de tissu cellulo-fibreux plus ou moins condensé. Pour arriver jusqu'au droit interne, il fut nécessaire de pousser l'investigation à une profondeur telle qu'on pouvait craindre de léser le nerf optique. Enfin les tissus chargés sur le crochet ayant été divisés à leur attache à la sclérotique, j'eus quelque peine à reconnaître et à isoler au milieu des parties voisines, le muscle droit interne, tant il était grêle et peu foncé en couleur; son bout antérieur traversé d'une aiguille courte armée d'un fil de soie et passé en même temps sous les fibres superficielles de sclérotique, fut fixé à cette dernière, un peu en arrière du point où s'implante le muscle à l'état normal, le peu de longueur et l'extensibilité du droit interne ne permettant pas de porter le fil plus en avant, même malgré la rotation du globe en dedans.

Pour donner à cette greffe musculaire le temps de contracter une adhérence solide et durable avec la sclérotique, il était nécessaire de maintenir l'œil dans l'adduction forcée; mais, au moment où, pour remplir cette indication indispensable, je me disposais à passer un fil au côté externe de la sclérotique, le malade qu'on avait été dans la nécessité absolue de chloroformer, tant avait été grande son indocilité pendant l'opération de la pupille artificielle pratiquée sans le secours de l'anesthésie chloroformique, fut pris d'accidents asphyxiques, et rendit par la bouche un abondant déjeuner pris le matin, malgré la défense expresse qui lui avait été faite à ce sujet. Plus tard les manœuvres opératoires, reprises au moment où la respiration revenait à son rhythme à peu près physiologique, se terminèrent dans l'agitation la plus grande et dans une résistance énergique aux moyens employés pour le contenir, de telle sorte que l'aiguille, au lieu d'être engagée dans les fibres de la sclérotique, ne comprit dans sa courbure que la conjonctive et le tissu cellulaire sous-conjonctival, tissus peu propres à résister à la traction continue que devait exercer le fil de soie destiné à maintenir l'œil tourné en dedans; aussi le lendemain cet organe avait repris entièrement la position vicieuse, à laquelle j'avais voulu remédier. (Les fils avaient coupé les parties au sein desquelles ils avaient été engagés.)

Pendant la nuit qui suivit l'opération, on observa un peu de chémosis séreux, de la céphalalgie et dans l'œil une douleur assez vive qui commença à diminuer pour disparaître insensiblement dans l'espace de vingt-quatre heures, immédiatement après la section de la conjonctive par le fil sous-jacent. La cornée resta saine, et la résolution de tous les petits accidents consécutifs à l'opération s'opéra si rapidement, que le cinquième jour après cette dernière, un double fil de soie, passé non plus sous les fibres de la sclérotique, mais sous l'expansion aponévrotique du droit interne servit à attirer l'œil en dedans et à le maintenir pendant cinq jours dans cette position. Un morceau de liége, faisant office de poulie de renvoi, solidement maintenu en place à la racine du nez, au-dessous de l'espace intersourcilier, par une couche épaisse de collodion, reçut dans une rainure pratiquée à sa face antérieure le fil de soie, lequel tenu ainsi éloigné de la cornée, resta fixé à la partie latérale du nez et supérieure de la joue par des bandelettes agglutinatives de taffetas d'Angleterre recouvertes de collodion.

L'inflammation et la réaction consécutives furent si peu marquées qu'aucune médication, soit locale, soit générale, en dehors de quelques gouttes d'alcoolature d'aconit, ne fut employée soit pour les prévenir, soit pour les combattre. Cinq jours après l'opération, je relâchai le lien contentif, dans le but d'apprécier quelle modification avait pu être apportée dans le mouvement d'adduction du globe; déjà, sous l'influence de la volonté, la cornée pouvait se placer presque au centre de l'ouverture palpébrale et se maintenir dans cette position tout le temps que le regard était dirigé en avant et à gauche. Néanmoins, comme ce résultat était loin de remplir tous les desiderata du malade, je profitai de la tolérance absolue de l'œil pour le fil de soie passé sous le tendon du droit externe, et j'allai pour la deuxième fois à la recherche du bout antérieur du muscle droit interne et le fixai à la sclérotique au moyen d'un fil, et par ce procédé tout à fait identique avec celui qui a été décrit au commencement de cette observation.

Les divers temps de cette opération présentèrent quelques difficultés, à cause de la friabilité des tissus et de la facilité avec laquelle ils se déchiraient pendant la dissection ; mais l'extrémité antérieure du muscle et la sclérotique une fois amenées à un contact forcé, le fil externe servit à faire basculer l'œil en dedans, et les moyens contentifs (liége, collodion, taffetas d'Angleterre), mentionnés ci-dessus, furent encore nécessaires pour maintenir l'organe tourné vers l'angle interne, le fil étant toujours éloigné de la cornée, circonstance importante à réaliser en semblable occurrence.

Le lendemain, un peu de rougeur et d'infiltration séreuse de la conjonctive, avec sensibilité légère du globe et tuméfaction commençante du bord ciliaire de la paupière supérieure, constituaient seuls l'ensemble des phénomènes morbides développés depuis la veille.

Le troisième jour, la paupière supérieure se montra un peu tendue, douloureuse à la pression ; une ulcération peu étendue, de 1 millimètre de profondeur environ, se voyait à son bord libre, au point où ce dernier reposait à cheval, pour ainsi dire, sur le fil contentif. Comme cette ulcération paraissait être le point de départ des accidents morbides, il était à présumer que ceux-ci ne tarderaient pas à disparaître, si le pansement était disposé de telle sorte que, l'œil étant toujours maintenu tourné en dedans, la paupière pût s'abaisser sans presser par son bord sur le fil de soie.

Mes prévisions ne tardèrent pas à être pleinement justifiées, car, trente-six heures après, une modification convenable, introduite dans l'appareil contentif du globe, la douleur et tous les autres phénomènes locaux pathologiques avaient entièrement cessé. Dans la nuit du sixième au septième jour, le fil qui jusque-là avait servi à maintenir l'œil tourné en dedans, tomba par suite de la section complète du tendon d'attache du muscle droit externe, sous lequel il se trouvait engagé depuis onze jours pleins. Au point où il était fixé, on voyait une plaie égalant en étendue la tête d'une grosse épingle, et l'œil était tellement maintenu tourné en dedans, qu'il était impossible au malade, malgré les plus grands efforts, de ramener la cornée en avant.

Quelques jours d'un exercice répété et soutenu des mouvements d'abduction vinrent facilement à bout de cette espèce d'ankylose oculaire dans l'angle interne, rétablirent le mouvement en dehors dans toute la plénitude physiologique de son étendue, et replacèrent l'œil dans une position telle que, pendant l'acte de la vision s'exerçant sous l'influence de la volonté, les axes optiques offrent en tous sens une convergence harmonique qui ne laisse rien à désirer et qui n'offre plus aucune trace de nystagmus. Que si, au contraire, le malade abandonne parfois le soin de diriger sa vue, alors le muscle droit externe entraîne le globe vers l'angle externe, en partie par une habitude qui date de vingt ans, en partie par sa prédominance sur le muscle droit externe; et alors on voit le malade, dans son empressement à corriger la confusion d'images qui en résulte, replacer bien vite la tête et le cou dans l'ancienne attitude vicieuse. Aussi, dans le double but de corriger la puissance si impérieuse de l'habitude et de donner au droit interne, considérablement atrophié, le temps de prendre quelque force, j'ai dû recommander au malade de regarder constamment, soit de droite à gauche, soit directement devant lui, et d'éviter, autant que possible, de porter la vue à droite.

OBSERVATION XXXIX.

Nystagmus survenu après une érysipèle dont l'état inflammatoire s'était peut-être propagé à l'œil. — Strabisme. (Bonnet. Trait. des sect. tend. et musc., p. 178.)

Mademoiselle Blandine Vignès, âgée de 23 ans, demeurant quai Saint-Clair, n° 6, est affectée d'un strabisme double en dedans et en haut, plus marqué à gauche qu'à droite, qu'elle attribue à un érysipèle de la face dont elle dit avoir été atteinte à l'âge de douze ans. Ses yeux sont agités d'un mouvement spasmodique de dedans en dehors qui ne cesse jamais. Enfin, la vue est très-faible, surtout dans l'œil gauche qui est le plus dévié.

Le 28 février 1841, je pratiquai la section du droit externe de chaque côté.

Immédiatement après l'opération, qui redressa parfaitement l'œil gauche, mais qui fit tourner le droit en dehors, je m'aperçus que le spasme oculaire avait sensiblement diminué. Cette diminution marcha progressivement pendant les jours qui suivirent et au bout de la première semaine les mouvements convulsifs avaient complétement cessé ; mais comme la déviation en dehors persistait à droite, je coupai le droit externe de ce côté, et dès ce moment le parallélisme devint parfait. Jamais, depuis cette époque, les mouvements volontaires de l'œil ne se sont reproduits.

OBSERVATION XL.

Nystagmus survenu après une ophthalmie variolique. (Bœhm, 11e observ., p. 158.)

Fréderic Sommerfeld, âgé de 44 ans, présente un exemple de ces cas où par exception le nystagmus se développe tard (dans la quatrième année) ; ce fut dans le courant d'une ophthalmie variolique que parut le phénomène morbide.

L'examen montra que ses yeux étaient fortement myopes ; de plus, avec l'aide de l'ophthalmoscope, je reconnus, des deux côtés, un faible trouble de la capsule postérieure du cristallin. L'œil gauche, le plus fort, dont le droit interne était contracturé et attirait le globe oculaire dans l'angle correspondant, lisait dès qu'on lui laissait pren-

dre sa position favorite, obliquement par-dessus la racine du nez à
6 pouces d'éloignement, assez exactement et sans tremblement, Pour
toutes les autres distances comme pour toutes les autres directions
survenait un nystagmus violent.

Après plusieurs essais un choix approprié de verres concaves n° 24
avec la nuance 3 permit non-seulement à ce malade qui avait une
photophobie légère de lire à une distance de 10 pouces, mais aussi de
fixer plus longtemps et plus exactement sa vue. Dans cette distance
il n'y avait plus non plus de nystagmus.

Dans les premiers temps le malade peut vaquer à toutes sortes de
travaux avec une assez grande facilité. Mais peu à peu ils lui deviennent impraticables ; pressé par le besoin, il se fit boulanger.

D. — *D'origine rhumatismale.*

OBSERVATION XLI.

Bœhm (12e observ., p. 159.)

Dans l'hiver de 1854, M. S..., commerçant, s'adressa à moi ; depuis
quelques jours il sentait comme une pression exercée sur son œil
gauche, et éprouvait des vertiges quand il tournait ses regards vers la
gauche.

L'examen physique démontra, en effet, que cet œil restait en retard
sur l'autre dans la rotation en dehors, ce qui était cause d'un strabisme convergent. Au contraire, les mouvements vers la droite
étaient irréprochables pour les deux yeux.

Ces signes pouvaient dépendre, soit d'une paralysie du droit
externe, soit de la roideur du droit interne gauche. Un trouble manifeste dans les mouvements d'adaptation décidait la question dans
ce dernier sens. On écartait un objet situé directement en avant du
malade et près de lui, jusqu'à une distance d'un pied, en le lui faisant fixer, pour tous les points plus éloignés on voyait apparaître un
strabisme convergent.

Dans ce temps le malade n'avait pas de diplopie, mais le vertige
qu'il éprouvait lorsqu'il regardait à gauche me parut n'être pas autre
chose que la sensation produite par une seconde image assez peu
prononcée pour n'être pas perçue isolément. La méthode que j'emploie
pour découvrir la diplopie chez les strabiques, où elle ne s'est pas
encore révélée, fit, dès que j'eus mis deux verres de couleur différente

ıur les deux yeux, apparaître aussitôt la seconde image. J'eus donc l'explication objective de trouble subjectif consistant en vertiges. Bientôt le malade put voir les deux images sans l'aide de verres de couleur ; puis il ne put même plus échapper à ce phénomène.

Ce qu'il y avait de fort curieux dans ce cas, survenu à la suite d'un refroidissement, c'était surtout le tremblement oculaire violent qui se développait constamment quand apparaissait le strabisme. Avant même d'avoir constaté de fait la connexion intime qui liait ensemble ces deux phénomènes je ne pouvais en douter. Dès sa jeunesse G... avait l'œil gauche plus fort que le droit. Si l'affection musculaire avait atteint l'œil le plus faible, alors le strabisme aurait été la seule conséquence à observer. Mais l'œil gauche, le meilleur des deux, ayant été atteint, le nystagmus était apparu suivant la règle qui préside à son développement.

Les moyens antirhumatismaux furent employés sans succès, mais au bout de trois mois l'affection commença à rétrocéder, et disparut en peu de jours sans laisser de traces.

CHAPITRE II.

SYMPTOMATOLOGIE.

§ 1. — *Age des malades.*

Tous les auteurs s'accordent à dire qu'aucun fait bien établi ne montre le nystagmus héréditaire, et nous croyons avec eux le cas tout à fait exceptionnel. On voit, en effet, bien souvent plusieurs membres d'une même famille, plusieurs frères atteints de tremblement des yeux ; mais je ne connais qu'un seul exemple à donner comme preuve de la transmission de cette maladie des parents à leurs rejetons. Bœhm raconte qu'étant un jour allé visiter une famille, il fut frappé de l'aspect singulier qu'offraient la mère et les enfants. A l'arrivée du médecin, ils furent tous pris d'oscillations de la tête. Puis, quand ils l'eurent considéré un moment, leur curiosité étant satisfaite, les oscillations disparurent, et Bœhm s'aperçut que toutes ces personnes avaient du nystagmus.

Le nystagmus congénital ne se montre pas à la naissance, comme on pourrait le supposer ; il ne se développe que plus tard, mais les malades naissent avec les yeux construits de telle sorte que le balancement oculaire a la plus grande tendance à se produire. La même chose se passe pour la hernie congénitale. Celle-ci n'existe point au moment même de la naissance, mais sa formation est provoquée plus tard par la disposition anormale qu'a présentée alors le canal inguinal et qui persiste pendant la vie.

Quant au nystagmus acquis, c'est également une maladie de l'enfance, bien qu'il survienne un peu plus tard que le précédent.

L'âge moyen des malades pour le nystagmus congénital, d'après nos observations, est 14 ans ; celui de l'acquis, 19. Ces faits concordent avec ceux du D' Nakonz, qui a principalement observé le nystagmus sur des sujets de 10 à 20 ans. Quoi qu'il en soit, si exceptionnellement quelques-uns de ces malades ont pu être âgés de 26, 32 et 44 ans, jamais le début de la maladie n'a dépassé la quatrième année, et on l'a vue commencer une fois au deuxième mois de la vie.

§ 2. — *Aspect des malades.*

Le nystagmus n'est pas une affection difficile à reconnaître. Il suffit de jeter les yeux sur un malade qui en est atteint, pour voir ses globes oculaires animés de mouvements rapides et saccadés. Mais à cela près se bornent les notions fournies par les descriptions des auteurs. Cependant, un examen attentif apprend bien vite qu'outre les phénomènes dont les yeux sont le théâtre, les malades présentent un aspect spécial, ont un habitus particulier, sur lequel nous avons à dire quelques mots.

Généralement les jeunes malades (le sexe est indifférent) ont les cheveux blonds ou châtain-clair. Leur teint est d'un blanc mat ou légèrement rosé. Ils ont souvent le front bas et étroit, le nez gros et les lèvres épaisses, et ils offrent tous les attributs d'une constitution scrofuleuse, dont on peut retrouver les traces en les interrogeant sur leurs antécédants et ceux de leur famille. Un certain degré de chlorose vient s'y ajouter ; presque tous ont eu dans leur enfance des maladies diverses, surtout dans l'appareil de la vision. Il m'a semblé que l'intelligence de ces malades était, en général, très-bornée, et j'ai encore présent à l'esprit un enfant atteint d'une cataracte congénitale et d'un nystagmus très-intense que j'ai observé à l'hôpital Lariboisière il y a quatre ans. Je n'ai malheureusement pris aucune note sur lui, mais son état intellectuel, voisin du crétinisme, m'avait particulièrement frappé.

Il n'est pas rare de voir certains malades animés de mouvements choréiques partiels dans la tête et dans les membres ; leurs muscles, surtout les extenseurs, et les orbiculaires des paupières sont le siége de contractions rapides, irrégulières, et revenant à des intervalles plus ou moins éloignés. C'est même la règle pour les nystagmus d'origine nerveuse.

Chez presque tous on remarque des mouvements particuliers de la tête. Ces oscillations ne coïncident pas toujours avec des mouvements oculaires d'une très-grande intensité.

Au contraire, une sorte d'antagonisme s'établit d'ordinaire entre eux. Chez les malades de Bœhm, dant nous venons de parler, le nystagmus était moins intense pendant que les oscillations de la tête allaient leur train, et pareille chose arriva, nous l'avons constaté à plusieurs reprises chez le jeune Nicot (obs. 19). Mais quelquefois aussi, sous l'influence d'une émotion morale un peu vive, les mouvements de la tête et ceux des globes oculaires augmentent simultanément.

Les yeux sont d'une couleur généralement en rapport avec celle des cheveux, Nakonz a trouvé des iris bleus 12 fois, 8 fois des iris gris et 1 fois seulement bruns. Bœhm fait aussi remarquer combien la couleur gris-bleu des yeux est fréquente, et nous-même avons pu la constater dans presque tous les cas. Cela annonce un défaut de pigmentation, une sorte d'albinisme qui se traduit aussi très-souvent par une décoloration du fond de l'œil et un certain degré d'amblyopie.

En examinant attentivement quelques-uns de ces yeux, on peut voir des lésions siégeant sur les membranes ou dans les milieux transparents de l'œil, traces de kératites anciennes, taies de la cornée succédant à des ophthalmies des nouveau-nés, staphylômes, épicanthus, absence de l'iris, cataractes congénitales.

Enfin, il y a souvent une déviation, un strabisme convergent ou divergent. Le strabisme divergent est rare; mais le strabisme convergent est peut-être le phénomène concomitant le plus fréquent. Tantôt il est monoculaire, tantôt bilatéral permanent ou périodique.

Tout cela donne à la physionomie du nystagmique un cachet particulier et modifie aussi profondément son attitude. Car, outre les oscillations de la tête, le malade ne pouvant jouir du bénéfice de la vision binoculaire, comme nous le montrerons plus loin, un des yeux est souvent privé de participation à l'acte visuel. L'œil sain tend donc à se mettre le plus commodément dans l'axe le plus favorable à la vision distincte. Il converge, mais cet effort continuel le gêne. Alors, peu à peu, la tête se tourne et s'incline légèrement pour laisser l'œil dans sa position normale; et cette attitude devient habituelle.

C'est là une des particularités les plus saillantes dans l'examen général du malade. On pourra juger de la fréquence des troubles que nous venons de signaler en parcourant le tableau donné plus loin. Étudions maitenant les mouvements qui se passent dans l'œil même.

§ 3. — *Mouvements de l'œil.*

Désordonnés en apparence, ces mouvements se font cependant dans des sens qu'il est possible de déterminer.

Les uns, très-limités, très-restreints, semblent se passer autour de l'axe antéro-postérieur du bulbe oculaire, sans qu'il y ait déplacement de cet organe. Les autres consistent évidemment dans un continuel va-et-vient de la cornée le long du diamètre horizontal ou vertical de l'œil. M. Javal appelle les premiers *oscillations* et les seconds *saccades*.

Oscillations. — Ce sont de petits mouvements brusques et rhythmiques, constitués par une sorte de torsion de l'œil autour de son axe antéro-postérieur. Voyez certains nystagmiques et considérez attentivement les fibres radiées de l'iris sur un des yeux. L'extrémité des rayons se déplace à chaque instant très-vite, puis revient brusquement à son point de départ en dé-crivant un segment de cercle peu étendu autour du centre de la pupille. Le mot de tremblement ne conviendrait pas du tout appliqué à ces mouvements comme à ceux qui se passent dans l'iris après la luxation du cristallin, par exemple. Je ne puis mieux les comparer qu'à ceux d'un ressort de montre dont la détente brusque et rhythmique nous en donne une excellente idée.

Cette comparaison nous était venue spontanément à l'esprit, avant que le travail de M. Philips nous fût tombé entre les mains. Nous sommes heureux de la retrouver textuellement dans le *Traité de la ténotomie sous-cutanée*, page 135. Cet ac-cord tout à fait imprévu montre combien elle est juste.

Quelquefois cependant, les oscillations ont une plus grande amplitude et la cornée tourne presque complétement autour de son axe. C'est là, sans doute, ce que MM. Nakonz et Wecker décrivent comme une forme particulière sous le nom de nys-tagmus rotatorius et dont nous n'avons trouvé pour notre part aucun exemple. Mais ce mouvement, quel qu'il soit, se fait toujours sur place. Jamais la pupille pendant l'oscillation n'abandonne le point de l'ouverture palpébrale où elle est située, à moins qu'elle n'y soit sollicitée par une contraction volontaire des muscles.

Car, chose remarquable, les mouvements volontaires ne sont nullement abolis, pas même modifiés. Le malade peut regarder également dans tous les sens, sans que le champ visuel soit diminué d'étendue.

Le clignement des paupières a lieu comme à l'ordinaire. En un mot, tout se passe normalement sans que le malade ait, la plupart du temps, conscience des phénomènes dont son œil est le siége.

La rapidité des oscillations est excessivement variable. Elles peuvent exister seules ou accompagner les saccades. Dans ce dernier cas, cependant, elles sont en partie masquées, surtout quand il y a fixation du regard et ne deviennent plus manifestes que dans le regard vague. Nous reviendrons plus tard sur le mécanisme des oscillations ; étudions maintenant les saccades.

Saccades. — Celles-ci sont donc plus ou moins indépendantes de celles-là. Elles se font dans deux sens principalement. Ou bien l'œil est porté alternativement de haut en bas et de bas en haut, ou bien il se meut horizontalement. On a bien signalé quelques mouvements suivant le diamètre oblique (nystagmus mixtus de M. Wecker) et dans les expériences sur les animaux, on a pu les observer quelquefois, mais ces faits sont trop exceptionnels et surtout trop incomplétement décrits, pour qu'on doive s'y arrêter. Au demeurant, les saccades verticales et les saccades latérales sont les deux seules formes qui se présentent. Je dois dire même que les saccades verticales sont bien moins fréquentes que les horizontales. Nous en mentionnons un curieux exemple, avec cette particularité fort rare que le nystagmus était monoculaire. En tout cas, il est très-difficile de les expliquer convenablement.

Il suffit d'avoir vu une seule fois un nystagmus avec saccades pour s'en faire une idée qu'aucune description ne saurait exprimer. La cornée se meut alternativement en sens contraire dans la fente oculaire suivant un mouvement régulier. Elle est pour ainsi dire projetée d'un côté à l'autre des paupières, puis ramenée vivement à son point de départ, comme si elle était tirée par un cordon élastique, et le chemin qu'elle parcourt ainsi ne dépasse guère 1 millimètre 1/2 à 2 millimètres d'étendue.

La rapidité et le nombre des saccades sont variables. Sur le malade de M. Larrey, on a pu en compter jusqu'à 180 par minute. Elles sont en général si rapides, si répétées et si étendues, qu'on ne peut pas toujours établir une limite tranchée entre elles et les oscillations.

On voit, comme pour ces dernières, que les mouvements volontaires de l'œil ne sont nullement gênés par les saccades. Le malade peut aussi bien regarder en bas, en haut, en dedans et en dehors, dans toutes les directions ; en un mot, il peut faire contracter n'importe quel muscle suivant son bon plaisir. Mais ce qui les distingue surtout des oscillations, outre leur constatation à simple vue, c'est, dit M. Javal, « leur caractère ophthalmoscopique de faire déplacer le fond de l'œil d'une manière apparente et continue. En effet, pendant la saccade, le fond de l'œil se déplace trop vite pour être vu, de sorte qu'on voit l'image se mouvoir lentement, d'un mouvement presque uniforme, en relation avec l'action du muscle droit interne. »

§ 4. — *Du sens dans lequel se font les saccades.*

Les deux yeux agissant ensemble, les muscles sont, en sens contraire dans chaque œil. Ainsi l'œil droit donnant des saccades externes, c'est-à-dire à droite, l'œil gauche les donne aussi

en dehors à gauche. C'est un fait que l'on constate très-nette-
ment (obs. 11). Mais presque toujours le nystagmus est plus
fort d'un côté que de l'autre. L'un des yeux commande manifestement à l'autre et règle ses mouvements. C'est tellement vrai
que sur le jeune Desert (obs. 21), l'exercice simultané des deux
yeux rencontrait moins de difficulté à droite qu'à gauche.

Que deviennent les saccades, quand un seul œil participe à la
vision? Boehm a prétendu qu'en fermant avec la main l'œil
sain, les mouvements s'arrêtaient. M. Nakonz ne partage pas
l'opinion du professeur de Berlin. Dans trois cas seulement, cet
auteur a observé une légère diminution du nystagmus après
une pareille manœuvre. Ce phénomène existerait-il, qu'on n'en
pourrait déduire, d'après lui, quel est l'œil qui est le premier
atteint. Car, si la maladie résulte d'une excitation nerveuse,
suite de la réflexion d'une impression rétinienne trop vive, on
diminuera toujours l'irritation en fermant l'œil sain, et on diminuera ainsi le nystagmus quel que soit l'œil primitivement
malade. M. Philips prétend de son côté que le nystagmus augmente quand on ferme l'un des yeux.

Nous n'avons jamais vu, M. Javal et moi, les saccades ni disparaître, ni augmenter dans l'œil couvert. Mais un fait bien
remarquable s'est présenté. Si, le malade ayant fait fortement
usage de l'un de ses yeux, on vient à couvrir celui-ci avec un
verre dépoli pour l'empêcher de prendre part à la vision, tout
en le maintenant soumis à l'observation, on le voit rester en
saccades. L'autre œil maintenu découvert offre aussitôt des saccades inverses, c'est-à-dire dans le même sens que celles que
présentait auparavant l'œil actuellement caché par le verre. En
d'autres termes, je fais regarder fortement à droite : œil droit,
saccades à droite; œil gauche, saccades à gauche. Je couvre
l'œil droit, l'œil gauche a dès lors des saccades à droite. C'est
là certainement un fait d'habitude de fixation déterminé par
l'effort du malade pour regarder dans le même sens; car si je

le fais regarder après cela fortement à gauche, les saccades à gauche se reproduisent.

On peut donc changer le sens des saccades. Au premier abord ce fait étonne. Cependant il est vrai. L'observation 22 en est une preuve évidente. Je dois même dire que ce résultat a été cherché et obtenu en vue de justifier une opinion théorique. En effet, M. Javal admet que le nystagmus est produit par l'insuffisance d'un muscle. Notre malade a, dit-il, le droit interne de l'œil gauche insuffisant. Ce muscle ne peut se contracter que par secousses déterminant des saccades dans l'œil gauche. Nous obligeons la malade à regarder aussi fortement à gauche qu'elle le peut, de telle sorte que la portion de sclérotique qui est en dehors de la cornée disparaisse dans l'angle externe de l'œil. Cette position est maintenue jusqu'à ce qu'il survienne une douleur même un peu vive. Qu'en résulte-t-il? Une contraction exagérée du droit externe de l'œil gauche; d'où fatigue musculaire. C'est maintenant ce muscle droit externe qui est insuffisant et qui ne se contracte plus que par secousses pour lutter contre le droit interne momentanément plus fort que lui. Alors le sens des saccades est changé.

Quelle que soit la vérité de cette explication, que nous aurons l'occasion de discuter plus loin, le fait n'en est pas moins réel. Le sens des saccades peut donc être interverti expérimentalement. Il l'est quelquefois naturellement sans cause connue, du jour au lendemain. Aussi est-il important de répéter plusieurs fois et à quelques jours d'intervalle les examens des malades pour déterminer bien nettement le sens des saccades.

§ 5. — *Du point de repos de l'œil affecté de nystagmus.*

L'action de fixer un objet augmente toujours le nystagmus, excepté dans une certaine direction du regard pour une distance déterminée. Il existe, en effet, pour chaque malade un point qu'il peut considérer sans trembler. Quand notre jeune

fille (obs. 22) veut lire ou se livrer à une de ces occupations mi-
nutieuses qui exigent une attention soutenue, elle prend tout
de suite une attitude spéciale. Ses yeux se placent de telle sorte
que les mouvements ne la gênent plus.

D'après Bœhm, ce point de repos se trouve du côté opposé
à l'œil sain, obliquement par-dessus la racine du nez. Quand le
nystagmus existe, c'est que l'objet fixé n'est pas au point ; la
tête se tourne alors jusqu'à ce qu'il y soit placé, et le nystagmus
disparaît.

D'après M. Kugel, la ligne sur laquelle est situé ce point de
repos « forme avec la ligne médiane, là où cette dernière rencontre la ligne qui unit les deux centres des yeux (grundlinie),
un angle de 25°-35°. »

Chez le malade de l'observation 29, ce point de repos était
à 3 pouces environ des yeux et à sa droite. Quelquefois la fixité
du regard peut être obtenue quand les yeux sont abaissés sur un
objet très-rapproché. Nous en avons un exemple chez notre
femme atteinte de sclérose de la moelle. Mais le point de repos
dans cette dernière direction est beaucoup plus rare que dans la
précédente.

§ 6. — Des causes qui font varier l'intensité du trem-
blement oculaire.

1° Toutes les fois que l'on place l'objet fixé plus ou moins
loin du point de la vision tranquille, le nystagmus se produit
avec plus ou moins d'intensité. Il persiste même quelquefois
après que la malade a cessé de considérer l'objet, et le point de
la vision tranquille ne peut alors être reconnu aussi facilement.
Bell (1) avait déjà remarqué ce phénomène qui pour nous résulte d'une habitude, d'une sorte de vitesse acquise dont l'œil
ne peut pas se débarrasser tout de suite. C'est ce qui fait que

(1) Ch. Bell, physiol. und pathol. Untersuchungen des Nervensyst.
Romberg, Berlin, cité par Boehm.

les malades, parfaitement capables d'examiner attentivement des objets fort petits, ne peuvent plus le faire quand ces mêmes objets sont entourés d'un grand nombre de corps en mouvement (dans la rue, par exemple), qui les empêchent d'immobiliser leur regard.

2° L'augmentation du nystagmus a également lieu dans la *fixation latérale forcée*. Outre le changement du sens des saccades, on constate aussi dans ce cas une intensité bien plus grande du tremblement de l'œil. Je ne pense pas que le trouble des images rétiniennes en soit une des causes, comme l'admet M. Kugel, je crois que ce fait résulte tout simplement de la fatigue musculaire. Ne voit-on pas, dans toutes les autres parties de l'économie, une contraction trop forte suivie d'une faiblesse momentanée et même du tremblement des muscles qui ont soutenu un effort prolongé !

3° Il faut encore tenir compte de l'*attitude de la tête*. M. Kugel assure que dans certains cas où la rotation de la tête et l'action de fixer latéralement coïncident, le nystagmus est plus intense du côté vers lequel la tête est tournée.

4° Il est superflu de dire que ces causes agissent d'autant plus que la *durée de leur application* est plus longue. Plus l'œil sera maintenu longtemps loin de la position de repos, plus la rotation de la tête ou la fixation latérale seront prolongées, plus le nystagmus aura d'intensité.

5° Le *degré de lumière* exerce aussi une influence manifeste sur le nystagmus. Ainsi plus l'éclairage baisse, plus les mouvements sont violents. Si nous en croyons Bœhm, les nystagmiques seraient affectés le soir d'une véritable nyctalopie. L'auteur allemand explique cela par les modifications qu'entraînent dans l'appareil externe de l'accommodation celles qui surviennent dans l'appareil interne.

6° Il est certain que l'*adaptation de l'œil* à des distances différentes fait varier l'intensité du nystagmus. Ainsi, quand l'accommodation s'est exercée pendant quelque temps sur des objets très-petits, ou bien quand les objets fixés passent très- rapidement devant les yeux, les mouvements deviennent plus forts et plus rapides.

7° La vision à des distances qui demandent une *convergence* dont l'œil n'est pas capable produit le même résultat. M. Kugel cite l'exemple d'un malade atteint, d'après lui, d'une insuffisance du muscle de Brücke, avec une insuffisance du droit interne de l'œil gauche. Dans la vision médiane ou du côté droit, il y avait divergence de l'œil gauche et pas de nystagmus. Mais, si après avoir montré un objet du côté gauche, on le ramenait graduellement vers la ligne médiane, en le faisant suivre constamment du regard par le malade, le muscle interne de l'œil gauche ne pouvait pas développer une action suffisante pour produire la convergence, et l'œil se mettait à trembler jusqu'à ce que la divergence fût rétablie.

En résumé, toutes ces causes trouvent leur raison d'être dans l'organe visuel même ; elles se réduisent à ceci : que l'objet fixé n'est pas au point de la vision tranquille. Pour l'y mettre, le malade emploie instinctivement trois procédés :

1° Il devie la tête ;

2° Il porte l'objet au point voulu ;

3° Il le place obliquement, si c'est une ligne.

Mais l'intensité du nystagmus varie aussi sous d'autres influences, tout à fait étrangères à la structure de l'appareil de la vision.

1° *Influence des émotions morales.* — Cette cause psychique agit d'une façon très-curieuse. J'ai vu plus d'une fois le tremblement oculaire très-prononcé au début de l'examen d'un malade, diminuer très-notablement quand s'affaiblissait la crainte ou la simple impression produite par la vue du médecin pour reparaître ensuite avec une nouvelle intensité, après une séance un peu prolongée. Un jeune maître d'école, raconte Boehm, ne pouvait regarder l'inspecteur qui visitait son école sans avoir du nystagmus, tandis qu'il destinguait très-bien chacun de ses élèves sans que ses yeux fussent pris de tremblement.

2° *Influence du sommeil.* — Le sommeil n'agit pas d'une façon constante sur le nystagmus. Cela varie d'après la nature de la maladie. Ainsi, il fait cesser le nystagmus musculaire, mais ne modifie en rien le nystagmus de cause centrale ou d'origine nerveuse. Mackensie avait déjà noté la persistance des mouvements oculaires chez les nystagmiques pendant le sommeil. Dans un cas (obs. 9), la mère d'un jeune malade, sans que nous lui ayons posé préalablement la question, nous a dit avoir vu les secousses qui se passaient dans l'œil de son fils persister quand il dormait.

3° *Influence de l'anesthésie.* — Aucun auteur ne s'est préoccupé de cette question. Je me trompe; il faut faire une exception pour M. Chassaignac (1), qui a vu une fois le nystagmus cesser complétement après l'administration du chloroforme. Chez notre malade de l'obs. 11, endormi par M. le professeur Gosselin d'abord et plus tard par M. Wecker, nous l'avons vu également disparaître peu à peu, pour reparaître graduellement au réveil. Nous avons en outre constaté que, pendant l'anesthésie, les yeux étaient immobilisés dans la déviation en bas, contrairement à ce qui arrive chez les malades ordinaires, qui ont généralement leur globe oculaire dévié en haut, la cornée à demi cachée sous la paupière supérieure.

§ 7. — *État de la vision dans le nystagmus.*

Pénétrons plus avant dans l'analyse des symptômes, et examinons maintenant l'état de la vision.

1° *Exploration de l'œil.* — Le fond de l'œil est peu accessible à l'ophthalmoscope.

(1) Bullet. de la Société de chirurgie. Séance du 30 octobre 1857.

Cependant, dans un cas, M. Desmarres a pu constater un arrêt
de développement des vaisseaux de la rétine, là où il ne semblait y avoir ni lésions, ni troubles visuels. On a déjà vu quel
parti a su tirer de l'ophthalmoscopie M. Javal pour caractériser
les saccades et les distinguer des oscillations. D'autres fois, enfin,
quand ce moyen est applicable, il sert à reconnaître certaines
anomalies de la réfraction, telles que la myopie, l'astigmatisme
régulier et l'astigmatisme irrégulier, si bien décrit par MM. Donders et Knopp. « Il n'est pas nécessaire, dit M. Kugel, pour le
reconnaître dans ce cas, de faire des mouvements avec le miroir,
parce que le rôle de ce dernier est ici rempli par l'œil lui-
même : on voit dans le fond de l'œil qui se meut tout entier, des
mouvements des vaisseaux qui s'éloignent et se rapprochent
l'un de l'autre. »

Ajoutons aussi, à propos de l'astigmatisme, qu'il est parfois
impossible de le déterminer au moyen de l'optomètre, à cause
du nystagmus. On ne peut avoir recours qu'à la fente sténopéique.

2° *Vision des objets.* — Nous avons déjà vu que l'adaptation
de l'œil à des distances différentes faisait varier l'intensité du
tremblement. C'est dire par là que le nystagmus a une influence
fâcheuse sur la faculté d'accommodation. Très-souvent, en effet,
l'insuffisance d'un ou plusieurs des muscles de l'œil s'accompagne d'insuffisance du muscle ciliaire, ce qui produit une véritable asthénopie.

Indépendamment de cela, les malades voient souvent remuer
les objets qu'ils cherchent à fixer, et cela par le fait du nystagmus. Car cette mobilité des objets disparaît dans la position de
repos. Nous avons observé plusieurs faits de ce genre, entre
autres, celui de notre jeune femme à la sclérose en plaques.

3° *Incompatibilité des saccades avec la vision binoculaire.* —
La vision peut être la même dans les deux yeux. Mais elle est

souvent très-inégale, car il y constamment incompatibilité des
saccades avec la vision binoculaire. Ainsi que le dit M. Javal :
« L'œil droit donnant des saccades vers la droite et l'œil gauche
des saccades vers la gauche, lorsqu'ils fonctionnent isolément,
et chacun de ces yeux donnant au contraire des saccades du
même sens que son congénère, lorsque ce dernier fonctionne
seul, le rétablissement de la vision binoculaire sera incompatible avec la persistance des saccades, car les deux yeux fixant
en même temps, chacun devrait donner des saccades externes
par lui-même, et des saccades internes par association avec les
saccades de son congénère, » ce qui n'est pas possible.

Cette incompatibilité entre le nystagmus et la vision binoculaire, fait que le champ visuel est inégalement partagé pour
l'activité isolée des yeux. Deux expériences bien simples, de
Boehm, permettent de le constater.

1° Il suffit de mettre un verre de couleur différente devant
chaque œil et de faire regarder au malade une feuille de papier
blanc à travers ces verres. Le champ visuel est alors inégalement
partagé entre l'œil sain qui voit plus clairement une plus petite partie du papier de la couleur du verre à travers lequel il
regarde, et l'œil malade qui voit aussi de la couleur de son
verre la plus grande partie du papier, mais plus clairement.

2° En mettant sur le prolongement de l'axe visuel de l'œil
sain un objet, sur celui de l'œil malade un autre objet plus rapproché, le patient peut fixer successivement chacun de ces objets sans remuer les yeux, quoiqu'il lui paraisse qu'il les porte
de l'un à l'autre.

§ 8. — *Lésions de l'œil coexistant avec le nystagmus.*

Outre cette incompatibilité de la vision binoculaire avec les
saccades, on trouve *constamment,* sur les yeux atteints de nystagmus, des lésions ou bien une réfraction défectueuse. Si Ch.

Bell (1), MM. Stellwag von Carion et Wecker ont constaté des cas dans lesquels l'acuité de la vue et l'exercice de la fonction accommodatrice offraient une intégrité parfaite, c'est que peut-être l'examen des malades n'avait pas été suffisant. L'ophthalmoscopie est, en effet, à peu près impossible chez quelques malades, et puisque les déterminations d'astigmatisme sont entourées elles-mêmes de grandes difficultés, on peut, sans faire injure à la sagacité de ces savants médecins, récuser les faits dont ils parlent. Un état défectueux de la réfraction est donc la règle chez les nystagmiques. Voici par ordre croissant de fréquence quels sont ces troubles, d'après les observations consignées dans ce travail :

Absence congénitale de l'iris. . .	1
Atrophie de la rétine	1
Daltonisme.	1
Exophthalmie d'un œil.	1
Épicanthus.	2
Cataracte.	2
Hypermétropie.	2
Taches de la cornée.	3
Astigmatisme.	3
Amblyopie.	5
Strabisme binocul^{re} convergent.	5
Strabisme interne d'un seul œil.	5
Défaut de pigmentation.	7
Ophthalmies diverses.	7
Myopie.	8

De tous les troubles de réfraction, la myopie et le défaut de pigmentation sont donc les plus fréquents. Il est bien entendu que ces désordres existent seuls ou réunis chez les mêmes malades, et que souvent ils se compliquent mutuellement. Mais, avec les premiers, coïncident le nystagmus congénital, avec les seconds survient le nystagmus acquis. Nakonz, qui n'a pas fait cette division que nous établissons ici, a rencontré dans tous les

(1) Cit. de Wecker.

cas de la myopie, dans presque tous de l'amblyopie, et très-fréquemment du défaut de pigmentation. Ce résultat est en parfait accord avec ce que nous avons trouvé nous-même.

§ 9. — *Douleurs qui accompagnent quelquefois le nystagmus.*

Je ne veux pas insister plus longtemps sur les différentes lésions qu'on rencontre dans les anomalies de la réfraction. Cette étude nous entraînerait trop loin ; elle est d'ailleurs tout à fait en dehors de notre sujet. Les altérations de la myopie sont aujourd'hui connues de tout le monde (1). Elles règnent principalement sur les membranes du fond de l'œil, la choroïde et la sclérotique ; c'est, du moins, ce qui résulte des admirables recherches de Donders, entreprises sur plus de 2,500 yeux, si bien que myopie et staphylome postérieur sont deux expressions devenues à peu près synonymes. Le même auteur nous a appris que l'hypermétropie est très-souvent accompagnée d'un très-haut degré d'asthénopie musculaire. Eh bien, c'est à la tension intraoculaire des liquides, favorisée par le ramollissement du fond de l'œil dans la myopie, c'est à l'asthénopie musculaire, dans l'hypermétropie, qu'il faut attribuer les douleurs de tête, les malaises et les vertiges qu'éprouvent certains nystagmiques. Peut-être aussi y a-t-il un peu de compression des filets nerveux par suite du tiraillement des muscles et de leurs contractions répétées. Nous sommes d'autant plus porté à leur attribuer cette cause, que l'existence des douleurs dans le nystagmus est loin d'être constante, puisque la plupart des malades n'ont pas même conscience de leur état.

(1) Consulter : Donders, Des Anomalies de l'accommodation et de la réfraction, in Wecker, ouvrage cité. t. II, p. 481.

Giraud-Teulon, De l'Œil ; Paris, 1867.

Meyer, Leçons sur la réfraction et l'accommodation ; Paris, 1869.

CHAPITRE III.

NATURE ET ÉTIOLOGIE DU NYSTAGMUS.

§ 1. — *Mécanisme des mouvements.*

Avant de nous livrer à la recherche des causes du nystagmus, nous voudrions rappeler l'attention du lecteur sur la différence que nous avons établie entre les saccades et les oscillations. Aucun auteur n'a étudié le mécanisme de ces mouvements.

Seul Decondé a essayé de déterminer quels en sont les agents
immédiats. Il s'est demandé quels muscles entraient en jeu dans
le tremblement des yeux, mais comme il n'avait pas eu le soin
de distinguer les deux variétés de mouvements sur lesquelles
nous insistons, sa théorie est trop incomplète pour être absolument vraie, et ne peut, selon nous, donner toute la solution de la
question. On n'a qu'à lire les lignes suivantes pour s'en convaincre. Voici comment il s'exprime (1) :

« J'attribue le nystagmus monoculaire aux contractions spasmodiques du muscle oblique supérieur ou grand oblique. J'ai
répété les expériences de Bonnet, de Lyon, et constaté la parfaite exactitude des résultats obtenus par ce savant. Ainsi, en en-
levant le sommet du cône formé par l'orbite et en attachant un fil
à l'extrémité postérieure du grand oblique, sans le disséquer et
sans altérer en rien sa direction, si l'on tire ce muscle, la pupille
est portée en bas et en dehors, et le globe de l'œil éprouve un
mouvement de rotation, par lequel la partie supérieure de cet
organe est portée en dedans, et la partie inférieure en dehors.
Or, dans le nystagmus monoculaire, c'est toujours ainsi que
j'ai vu les choses se passer. Toujours l'extrémité externe du diamètre transversal de la cornée se relevait en se portant un peu

(1) Decondé, Ann. d'ocul., 1861, p. 88.

en dehors pour reprendre sa place ensuite, et cela, sans avoir besoin, comme l'a démontré M. Bonnet, de l'intervention d'un muscle opposant, mais par la propre élasticité du tissu aponévrotique qui enveloppe et fixe le globe oculaire. Dans l'oscillation bioculaire, il n'en est plus de même, et on voit le second œil se diriger en sens opposé, et force est bien d'admettre le spasme du petit oblique. Nous ignorons si le nystagmus monoculaire du petit oblique a été reconnu par d'autres, peut-être s'en est-il déjà présenté à nous sans que nous l'ayons remarqué, notre attention n'ayant pas toujours été fixée sur ce point. Dans tous les cas, la fréquence du nystagmus monoculaire du grand oblique et la rareté de celui du petit oblique nous font poser la question suivante : le nystagme du grand oblique n'est-il pas le dérangement principal et primitif de l'oscillation bioculaire, et le nystagme du petit oblique n'est-il pas secondaire, deutéropathique ? »

Or, nous aussi, nous avons voulu nous assurer du rôle que joue chacun des muscles de l'œil dans les mouvements du nystagmus. Mais ici l'expérimentation physiologique nous faisait défaut. Comment, en effet, constater sur l'animal vivant l'action musculaire ? Outre que les vivisections présentaient des difficultés insurmontables, quand bien même nous aurions pu exciter chaque muscle en particulier dans la cavité orbitaire, quelle part attribuer à cette excitation expérimentale, quelle autre aux contractions volontaires ou réflexes devant survenir inévitablement avec elle ?

Mais à défaut de données physiologiques, les expériences sur le cadavre pouvaient nous éclairer. Nous avons donc, comme Decondé, répété les expériences du célèbre chirurgien de Lyon.

Abattant le sommet du cône formé par la partie postérieure de l'orbite dans l'étendue d'un centimètre environ, nous avons isolé la gaîne du nerf optique, et coupé les insertions postérieures de chacun des muscles de l'œil. Tirant alors à l'aide d'un fil attaché à l'extrémité du muscle, dans sa direction, sans avoir ouvert la capsule, ni brisé l'orbite de telle sorte que rien ne fût changé dans les rapports du globe oculaire avec les parties osseuses, l'aponévrose et les muscles, nous avons constaté plusieurs choses.

Les mouvements attribués par Bonnet à chacun des muscles en particulier ne sont ni aussi nets, ni aussi étendus que l'assure cet auteur. On voit bien en tirant successivement sur chacun des muscles droits supérieur et inférieur des mouvements d'élévation et d'abaissement, mais il s'en faut qu'on reproduise exactement ce qui a lieu sur le vivant.

Les mouvements sont en revanche beaucoup plus nets quand on agit sur les droits internes et externes. Ce résultat ne nous a d'ailleurs nullement surpris. On sait, et c'est un des grands mérites de Donders, d'avoir mis hors de doute ce fait à l'aide de ses expériences avec les images persistantes; on sait, dis-je, que l'action isolée des muscles droits internes et externes suffit pour dévier la cornée en dedans ou en dehors dans un même plan horizontal, le méridien vertical du globe lui restant exactement perpendiculaire. Il n'en est plus de même quand le centre de la cornée est porté directement en haut, ou en bas, une telle déviation exigeant, d'après Donders, la mise en jeu de quatre muscles, quand les deux yeux agissent simultanément.

Quand nous avons voulu vérifier ensuite l'action du muscle grand oblique, nous avons vu que sa contraction seule ne suffisait pas à porter le centre de la cornée directement en bas et en dehors. Néanmoins, il nous a été facile de constater, à plusieurs reprises, un mouvement appréciable d'abaissement en dehors et en bas, toutes les fois que nous venions à tirer sur le muscle grand oblique. Après quoi, le muscle étant abandonné à lui-même, on voyait aussitôt le globe oculaire revenir à sa position première, par suite de l'élasticité du tissu conjonctif qui l'avoisine. Et la preuve qu'il en est ainsi, c'est que si, au lieu de n'abattre que le sommet de l'orbite avec toutes les précautions mentionnées plus haut, on ouvre plus largement l'orbite, si on enlève la capsule et le coussinet graisseux qui soutient l'œil de façon à isoler nettement les muscles, on dévie bien alors le bulbe beaucoup plus facilement même qu'autrement, mais on ne le voit pas revenir à sa direction première, dès qu'on a cessé la traction.

Je n'ai donc eu pour produire le nystagmus monoculaire qu'à faire des tractions très-rapidement répétées sur le grand oblique. Ainsi se trouvait parfaitement vérifiée l'opinion de Decondé, du moins dans se première partie. Restait à produire le nystagmus bioculaire et à voir si le petit oblique jouait lui aussi un rôle quand les deux yeux agissaient ensemble, suivant l'hypothèse de l'auteur belge. Pour cela il n'y avait qu'à exécuter sur ce muscle les tractions que je venais d'opérer sur le grand oblique. Voici comment je m'y suis pris.

Si l'on fait une incision verticale de chaque côté du nez partant de la base de l'orbite, un peu en dehors du sac lacrymal, de 2 à 3 centimètres de longueur, après avoir divisé les fibres de l'orbiculaire et coupé la lame fibreuse de la paupière inférieure à son insertion au rebord orbitaire, ou tombe aussitôt sur l'attache antérieure du muscle petit oblique, au niveau d'une dépression bien connue des anatomistes. Un fil est jeté sur cette insertion. Pour qu'on puisse tirer dans la direction du muscle, il est indispensable de pratiquer à l'aide d'un fort poinçon un canal partant de la base de l'orbite et allant aboutir à la fosse nasale correspondante. Le fil doit passer par ce canal et venir faire issue au dehors par la narine.

Des manœuvres semblables à celles qu'on a exécutées sur le grand oblique donnent sur le petit oblique des résultats analogues : mouvements peu étendus du globe oculaire. Cependant le centre de la cornée est légèrement porté en haut et en dehors.

L'action du muscle petit oblique s'ajoute donc à celle du grand oblique, pour produire le nystagmus monoculaire. Seulement, elle l'amplifie, ce que n'avait pas vu Decondé.

J'ai voulu aller plus loin encore et reproduire le nystagmus bioculaire. Pour cela, la même préparation étant faite sur les deux yeux, pendant que je tirais sur le grand oblique du côté gauche, un aide tirait aussi sur le grand oblique du côté droit. Nos tractions étaient simultanées et suffisamment rapides. J'avais injecté dans les yeux, par une petite plaie faite à la sclérotique, un peu de gélatine qui, en se solidifiant, avait conservé intacte la forme sphérique des globes oculaires. Leur surface extérieure avait été enduite de glycérine pour en faciliter le glissement sous les paupières. Que s'est-il passé?

De *véritables oscillations*, telles qu'on les voit sur le vivant. Je dis oscillations, et j'insiste à dessein sur ce mot. Car jamais je n'ai pu reproduire les saccades. Pour obtenir ses dernières, il me fallait tirer sur les fils des muscles droits internes et externes attachés deux à deux comme le sont les rênes qui conduisent un attelage à deux chevaux.

Les paupières participent très-peu à ce trémulus de l'œil. On le comprend aisément; les muscles obliques n'ont aucune connexion avec ces voiles membraneux, et leur contraction ne saurait leur imprimer un mouvement quelconque, comme le ferait celle des muscles droit supérieur et inférieur, par exemple, qui envoient dans leur épaisseur une expansion aponévrotique. Elles sont donc tout simplement poussées en avant et en arrière par le globe de l'œil sur lequel elles reposent.

Quant à ce dernier organe, il est légèrement enfoncé dans l'orbite à chaque traction. Mais ces expériences ne nous démontrent-elles pas que si la contraction synergique des deux obliques a pour effet d'attirer l'œil en avant en même temps qu'elle le porte en dehors, cet organe tend aussitôt à revenir sur lui-même en vertu de son élasticité? Et si cet enfoncement paraît et est réellement plus marqué en dehors qu'en dedans, j'attribuerai volontiers ce fait à l'inclinaison plus grande en dehors de la base de l'orbite, ainsi qu'à l'action des deux muscles.

Le mouvement oscillatoire considéré en lui-même se prête

d'autant plus facilement à l'étude sur le cadavre qu'on fait les tractions avec plus de lenteur. On peut constater comme sur le vivant en fixant un des rayons de l'iris, qu'il consiste principalement en une sorte de torsion autour de l'axe antéro-postérieur. Les saccades en diffèrent essentiellement, puisqu'elles sont évidemment constituées par le balancement de l'œil autour du diamètre vertical ou horizontal.

Voici, du reste, deux observations qui viennent confirmer le résultat des expériences cadavériques. Dans l'une, après la section des deux muscles droits internes, un nystagmus essentiellement constitué par des oscillations s'est manifesté. Dans l'autre, au contraire, des oscillations ont été guéries par la section des obliques inférieurs. Si l'on veut bien parcourir toutes les observations précédentes, on verra que jamais la ténotomie des muscles droits n'a guéri radicalement le nystagmus; ce fait rapproché des deux cas suivants prouve par conséquent que les saccades sont produites par les contractions des muscles obliques.

OBSERVATION XLII

Wecker. Trait. des malad. des yeux, t. II, p. 477.

Nous avons dernièrement observé sur une petite fille de 7 ans un cas très remarquable de nystagmus passager. Cette enfant était atteinte de strabisme concomitant et alternant, d'origine hypermétropique. Elle fut soumise à une ténotomie des deux muscles droits internes. Nous remarquâmes avec étonnement, qu'après la ténotomie du muscle droit interne de l'œil gauche, il se développa un nystagmus rotatorius des plus caractérisés. Cinq jours après, les mouvements oscillatoires se dissipèrent complétement pour se reproduire pendant le même temps et avec une égale intensité, lorsque la ténotomie du droit interne de l'œil eût été pratiquée.

OBSERVATION XLIII

Myopie compliquée de spasme oculaire, section du petit oblique. — Guérison.
(Obs. de M. Roux de Meximieux, citée par Bonnet, p. 260.)

Mlle Robert de Fouilhou, commune de Beligneux, âgée de 18 ans, était myope dès sa plus grande enfance ; ses yeux oscillaient sans cesse de dedans en dehors, et ce mouvement spasmodique augmentait pendant les émotions de joie et de colère. Le globe oculaire était très-gros. La malade ne pouvait lire à plus de 6 ou 8 centimètres. Elle ne distinguait les personnes qu'à l'ensemble de leur démarche et de leurs vêtements et nullement à la conformation de leur figure. Enfin, tous les objets étaient pour elle enveloppés d'un brouillard ; elle ne voyait rien nettement. Cette malade cependant n'a jamais porté de lunettes.

Le 4 octobre 1841, j'ai pratiqué la section des deux muscles petits obliques par la méthode sous-cutanée, telle qu'elle a été proposée par M. Bonnet. Immédiatement après l'opération, il s'est fait un épanchement de sang dans les paupières, mais cet épanchement n'a pas été très-considérable, puisque trois heures après les yeux ont pu être ouverts. Nous avons alors constaté que la vue s'était allongée du double relativement à la distance à laquelle elle distinguait les objets éloignés. C'est surtout sous le rapport de la netteté que la vision a gagné. Suivant l'expression de l'opérée, tous les objets lui parais-saient propres, tandis qu'auparavant ils étaient ternes et confus. En outre l'oscillation des yeux a cessé tout à fait, et le globe de l'œil par son retrait dans l'orbite paraît plus petit.

En résumé, l'opération a donné les trois résultats suivants :

1° Vue plus longue et plus nette ;

2° Cessation du spasme oculaire ;

3° Diminution du volume des yeux.

§ 2. *Théories faites sur le nystagmus.*

Ainsi donc, des oscillations produites par les contractions des muscles obliques et des saccades par celles des muscles droits, tels sont les mouvements qui constituent le nystagmus. C'est là un fait qui nous paraît absolument démontré, mais cela ne suffit point. Nous avons déjà vu que chacun des médecins que nous avons cités a émis une théorie particulière à propos du nys-tagmus : nous pourrions nous contenter de choisir, entre toutes ces opinions, celle qui nous paraîtrait interpréter le mieux les phénomènes. Nous ne le ferons pas, non par désir d'ajouter à la liste des hypothèses déjà émises ; un tel rôle n'est nullement à envier. Mais si quelques-unes des explications sont vraies pour un certain nombre de cas, presque toutes sont insuffisantes ; cela est certain. Chaque auteur a voulu faire dépendre d'une cause unique tous les tremblements oculaires. Il y aurait avantage, selon nous, à tous les points vue, à séparer en plusieurs groupes les variétés de nystagmus dont les origines sont différentes et à caractériser chaque espèce par la cause qui lui est propre.

Or, toutes les théories émises jusqu'à présent se résument dans les propositions suivantes :

a. Le nystagmus tient à une sensibilité anormale de la rétine (Arlt, Kugel).

b. Il est produit par un défaut d'éducation de la fixation de l'œil (Kugel).

c. Il est dû à des troubles de la réfraction (Stellwag Von Carion).

d. Le nystagmus est de cause nerveuse (Schauenburg, Nakonz).

e. Il est de cause musculaire par insuffisance ou par rigidité de tissu (Boehm, Javal).

1re *opinion.* — Par suite d'une altération quelconque survenue dès la première enfance, telle qu'une pigmentation incomplète, une rétino-choroïdite, etc..., tous les points de la rétine n'ont plus le degré de sensibilité normale qu'ils doivent avoir les uns par rapport aux autres. L'excitation lumineuse tombant sur une rétine ainsi défectueuse, n'est plus capable de déterminer en elle une impression qui, transmise aux centres nerveux, puisse commander aux mouvements de l'œil la précision nécessaire à la fixation de l'œil. N'est-ce pas là une hypothèse injustifiable ? A quoi bon abuser ainsi des actions réflexes? Sans doute l'influence de la lumière sur le nerf optique provoque dans l'œil des mouvements réflexes, personne ne le nie. Mais en quoi ressemblent-ils à ces mouvements rapides, saccadés et réguliers du nystagmus? Moins la rétine est capable d'être excitée, moins, je pense, l'action réflexe qui résulte de cette excitation est intense. Je comprendrais parfaitement dans ce cas un défaut d'action des muscles, mais jamais une exaltation de leurs contractions.

D'ailleurs si l'excitabilité imparfaite de la rétine et en particulier de la macula lutea provoquait le tremblement oculaire, pourquoi ne verrait-on pas alors celui-ci se produire dans tous les cas d'amblyopie, ce qui est loin d'avoir lieu? Enfin, suprême argument, le nystagmus s'est montré quelquefois sur des malades complétement aveugles, chez lesquels par conséquent la rétine ne pouvait être le point de départ d'aucune action réflexe.

On a également attribué le nystagmus aux opacités siégeant dans les milieux transparents de l'œil. Ces opacités interceptant une partie des rayons lumineux, l'œil ainsi empêché chercherait continuellement une bonne image en se mouvant à droite et à gauche, et ces oscillations d'abord volontaires finiraient par être habituelles. Cette opinion est peut-être la première en date, et on la retrouve exprimée, paraît-il, dans les plus anciens ouvrages. Mais le professeur Ruete (1) l'a déjà repoussée depuis longtemps, en faisant remarquer combien elle est contraire aux principes les plus élémentaires de physique et de physiologie. Tout le monde connaît la fameuse expérience du disque de Newton. Lorsque les différentes couleurs du spectre solaire viennent former sur la rétine des images qui se succèdent trop rapidement, on a une sensation unique de couleur blanche. Chacune de ces couleurs ne peut plus être vue séparément. Il en est de même dans l'œil cataracté, par exemple, animé d'oscillations. Loin d'être plus nettes, les images sont au contraire confondues, par cette raison que des impressions lumineuses distinctes trop rapidement répétées donnent lieu bien vite à une sensation unique et partant confuse.

(1) Kugel, loc, cit., p. 214.

2° opinion. — Le nystagmus est produit par un défaut d'é-
ducation de la fixation de l'œil. Cette théorie, comme la précédente, a l'inconvénient de faire intervenir l'action réflexe. La
tache jaune, dit-on, n'est pas convenablement excitée et le
malade ne peut acquérir assez de précision dans ses mouvements pour maintenir l'œil immobile dans la fixation. Il cherche
au moyen du balancement à faire entrer dans l'organe les rayons
lumineux suivant un axe visuel normal. Ce n'est pas une insen-
sibilité de la rétine, mais un défaut d'éducation qui produit le
nystagmus, par une sorte d'ataxie analogue à celle de l'enfant
qui commence à marcher. Chez ce dernier, avant que le sens
musculaire soit entièrement développé, il y a hésitation dans la
marche, titubation jusqu'au moment où ses muscles ont appris
à le soutenir en harmonisant leurs actions. M. Kugel comprend,
d'après cela , pourquoi les malades qui ont pris l'habitude de
fixer avant que des ophthalmies diverses, des taies de la cornée,
etc..., soient venues modifier la marche des rayons lumineux
dans l'œil, pourquoi ces malades, dis-je, n'ont pas de nystag·
mus, tandis que les enfants en bas âge qui ont eu de semblables
maladies avant d'avoir acquis cette faculté de fixation, ne
sauraient échapper au tremblement oculaire.

Ainsi formulée, la théorie est spécieuse. Mais elle est ruinée
complétement par ce fait qu'on a observé des yeux atteints de
cécité complète, ayant par conséquent des rétines absolument
dépourvues d'excitabilité et qui présentaient néanmoins du nystagmus. Bien plus, chez les aveugles-nés, auquels on rend la
vue, il manque bien certainement l'habitude de fixer. Leur
regard étonné comme celui des tout jeunes enfants va d'un
objet à l'autre sans savoir s'y arrêter. Jamais cependant leurs
yeux ne sont animés d'aucun tremblement.

3e opinion. — Le nystagmus est produit par les opacités des
milieux et par les troubles de réfraction. Nous ne pouvons comprendre énoncée de cette façon la relation qui existe entre
l'état des milieux et le tremblement de l'œil. Ces désordres

peuvent tout au plus donner lieu directement à du strabisme convergent, et encore les auteurs sont loin d'être d'accord sur le mécanisme par lequel la déviation oculaire se produit. Ainsi pour Ruete et Donders (1), il y a migration du procès inflammatoire qui a donné lieu à une taie de la cornée vers l'insertion du muscle, d'où la rétraction spasmodique et réflexe de ce dernier. D'autres admettent au contraire que les taies de la cornée, la cataracte traumatique, peuvent produire le strabisme en supprimant une des deux images.

Quant aux troubles de la réfraction proprement dits, c'est encore un des grands mérites de Donders (2) d'avoir démontré que le développement du strabisme est sous la dépendance de la réfraction. Ainsi, chez les hypermétropes, plus l'angle α formé par la ligne visuelle et l'axe cornéen est grand, plus il y a de chances pour que l'œil se dévie. Chez les myopes, cet angle est situé du côté de la tempe, aussi n'est-ce pas la forme même de l'œil qui produit la déviation, mais bien la faiblesse de l'appareil musculaire qui l'accompagne. Mais on ne saurait invoquer de semblables raisons pour expliquer comment l'hypermétropie et la myopie pourraient produire le nystagmus. Du reste les partisans de cette théorie n'en ont pas cherché. Ils ont vu la coïncidence des anomalies de réfraction avec le tremblement oculaire, et se sont contentés d'appliquer le *post hoc, ergo propter hoc*. Nous serons un peu plus sévères qu'eux.

4ᵉ *opinion*. — D'après M. Nakonz, le nystagmus est toujours spasmodique; il tient à une cause purement nerveuse. Tous les auteurs parlent du balancement des yeux produit par l'hystérie et l'épilepsie, et nous ne doutons pas qu'il en existe un certain nombre de cas, bien que nous n'en ayons rencontré aucun exemple. La première partie de notre thèse semblerait devoir nous porter à étendre à tous les genres de nystagmus l'origine

(1) Wecker, loc. cit., p. 958.
(2) Donders, loc. cit.

centrale. On sait que des localisateurs hardis ont voulu placer dans le corps restiforme la cause de l'épilepsie et de la chorée. Cependant nous ne tomberons pas dans l'erreur commise par M. Nakonz. S'il est des nystagmus nerveux, il en est aussi de musculaires. D'ailleurs l'expérience sur laquelle il s'appuie pour combattre Boehm ne nous paraît pas avoir la valeur que lui attribue son auteur.

Il prend une boule de bois traversée par un axe vertical. Cette boule, de la grosseur de l'œil, est munie aux deux extrémités du diamètre horizontal de deux crochets. A l'un d'eux on attache le muscle du mollet d'une grenouille auquel le nerf sciatique est encore adhérent; à l'autre, une bande de caoutchouc représentant le muscle paralysé. Le muscle et la bande de caoutchouc sont fixés en arrière du globe qui représente l'œil, et qui est mobile autour de son axe vertical. En galvanisant simplement ou en tétanisant le muscle par l'intermédiaire du nerf sciatique, Nakonz voyait la boule exécuter un mouvement de rotation en proportion avec l'allongement du caoutchouc, le raccourcissement du muscle et l'intensité du courant; mais jamais il ne constatait d'oscillation pendant la durée de la galvanisation. La tension plus ou moins grande du caoutchouc n'avait pas d'influence sur la marche de l'expérience.

Je ferai d'abord à cette expérience l'objection qu'elle ne reproduit pas du tout les conditions du nystagmus. Il n'est pas étonnant que l'expérimentateur n'ait pas observé d'oscillations, car il n'a pas appliqué autre chose qu'un courant continu. Il a eu une déviation de la boule représentant l'œil, parce que son muscle était tétanisé et non pas animé de petites contractions successives et rapides, comme le sont celles des muscles dans le nystagmus. Et puis n'est-ce pas forcer les analogies que de comparer l'action d'un morceau de caoutchouc et d'un bout de muscle isolé sur une boule de bois, avec les mouvemens produits dans cet appareil si complet de l'œil, dont toutes les parties réagissent à chaque instant l'une sur l'autre? A défaut de

meilleures preuves, nous rejetons l'explication de M. Nakonz
pour tous les cas où elle n'est pas rigoureusement démontrée.

5° *opinion*. — Reste maintenant la théorie de l'insuffisance
musculaire développée par Boehm et adoptée par M. Javal. Le
muscle est insuffisant, disent ces deux savants, soit parce qu'il
est devenu rigide et inextensible, soit parce qu'il a au contraire
une trop grande propension à se laisser distendre. Le nystagmus est alors d'origine paralytique. J'avoue que cette dernière
proposition est loin de me satisfaire. Si j'ai bien compris leur
pensée, ces auteurs se fondent sur ce que le muscle étant dans
un état de faiblesse congénitale, se trouve, pour lutter contre
son antagoniste, dans le cas d'un muscle du bras, le biceps par
exemple, voulant soulever un fardeau trop lourd. Il a été prouvé
en effet (1) qu'à mesure qu'un muscle se fatigue, son extensibilité augmente. Cette augmentation d'extensibilité exige graduellement une contraction plus forte, afin que, sous l'action exten-
sive du même fardeau, le muscle demeure aussi court qu'il était
primitivement. Ainsi, le muscle de l'œil, qui est trop faible, est
obligé de se contracter plus énergiquement pour rester aussi
court qu'auparavant ; mais comme il ne peut pas se maintenir
longtemps au même degré d'énergie, il cède jusqu'à ce qu'une
nouvelle contraction, devenue possible, lui permette de s'op-
poser à la déviation que produirait inévitablement la contraction non combattue de son antagoniste.

Cette explication semble plausible ; elle offre même l'avantage
d'assimiler le nystagmus au strabisme. J'avoue cependant ne
pas trop comprendre pourquoi il n'arrive pas au bout d'un
certain temps dans ce muscle insuffisant une fatigue telle que
ses mouvements aillent forcément en s'affaiblissant de plus en
plus. Je ne vois pas non plus comment il n'existe pas toujours
un strabisme d'autant plus apparent que le nystagmus devient
moins fort. Dans tous les cas, il faudrait démontrer, ce me

____

(1) Donders, loc. cit., p. 660.

semble, cette faiblesse originelle du muscle autrement que par ses effets, et tâcher d'en donner la cause. Car n'est-il pas étrange que le muscle le plus ordinairement insuffisant soit le droit interne, c'est-à-dire le muscle le mieux constitué anatomiquement, particularité assurément peu en harmonie avec l'idée d'une faiblesse congénitale !

§ 3. — *Théorie de l'auteur.*

C'est ce qui m'engage à substituer à cette explication de l'insuffisance des muscles par leur faiblesse congénitale une autre théorie que j'appellerai volontiers insuffisance par défaut de longueur.

Ce défaut de longueur d'un ou plusieurs muscles de l'œil peut être acquis ou congénital. Dans le premier cas, il est dû à une rétraction du muscle, dans le second à son insertion trop éloignée de la cornée.

1° *Acquis.* — J'admets très-volontiers avec Boehm, que dans les cas d'inflammation oculaire, après l'ophthalmie des nouveau-nés, la variole, peut-être même l'érysipèle, dans le rhumatisme, dans le traumatisme, l'inflammation s'est propagée des parties voisines, non pas seulement aux insertions musculaires, mais au corps même des muscles, ou à leur gaîne. Elle a déterminé un changement dans la structure du tissu, peut-être des adhérences avec la sclérotique qui ont reculé ces insertions. Ce n'est donc pas une excitation partie de l'extrémité des muscles, où l'inflammation l'aurait provoquée, qui amène leurs contractions réflexes ainsi que le veulent Ruete et Donders. Car, je le répète, il ne faut pas abuser de l'action réflexe, si l'on veut lui conserver toute sa valeur dans les cas où elle intervient réellement. Un changement anatomique est survenu et les muscles sont désormais dans des conditions telles qu'ils ne peuvent plus exécuter leurs mouvements comme à l'état normal.

2° *Congénital.* — J'admets pour les cas où ce défaut de longueur n'est pas le résultat d'une inflammation, qu'il y a un arrêt de développement dans le système musculaire externe de l'œil. Un ou plusieurs muscles ne s'insèrent pas sur la sclérotique à la distance voulue de la cornée, et je me fonde pour émettre cette opinion sur ce que ces yeux atteints de nystagmus présentent d'autres lésions que je me crois parfaitement autorisé à regarder aussi comme des arrêts de développement.

Ainsi pour le défaut de pigmentation de l'œil, la chose n'est pas douteuse. On a toujours considéré l'albinisme, le manque de pigment dans une partie quelconque du corps, et surtout dans l'œil comme le résultat d'un développemeut incomplet. La preuve, c'est qu'avec l'âge, ce défaut de pigmentation diminue et que le fond de l'œil, l'iris même se foncent davantage.

Je rattacherai à la même cause cette atrophie des vaisseaux de la rétine observée par M. Desmarres (1) ainsi que le daltonisme qui tient peut-être à une structure imparfaite des éléments anatomiques de la choroïde et de la rétine (?), la cataracte congénitale, l'absence congénitale de l'iris qui sont dues évidemment à une imperfection dans la constitution de l'œil.

Dans la myopie, personne ne me contestera que les muscles de l'œil soient trop courts. D'après les recherches ophthalmoscopiques de Jæger (2) les yeux de la plupart des nouveau-nés sont légèrement myopes. La myopie, on le sait, est progressive jusqu'à l'âge de 30 ans au moins; l'œil va en s'allongeant, et cette élongation de l'axe visuel est produite par l'augmentation de pression des fluides à l'intérieur du bulbe oculaire, et par les processus congestifs du fond de l'œil qui amenant un ramollissement des tissus, même dans l'œil normal, donnent lieu à une distension des membranes. Or les muscles ne se développent pas en même temps que l'axe visuel. Comme leurs insertions osseuses sont fixes, les insertions scléroticales tendent à

(1) Desmarres, Traité des maladies des yeux, 2ᵉ édit., t. III, p. 612.
(2) Oesterreichische Zeitschrift für praktische Heilkunde, nº 10, mars, 1856. Cité par Donders, p. 722.

s'éloigner et leur longueur diminue par rapport à l'axe antéro-postérieur de l'œil.

L'astigmatisme peut être considéré lui aussi comme un cas de développement défectueux. L'œil astigmate est loin d'être normalement constitué. Rien d'étonnant alors que les muscles dans cet œil participent au défaut de développement. Cela est tellement vrai, que le nystagmus coïncide moins fréquemment avec l'astigmatisme régulier qu'avec l'astigmatisme irrégulier, indice d'un état de l'œil encore moins voisin de la perfection que le premier.

On me dira peut-être que dans l'hypermétropie comme dans l'astigmatisme, je ne dois pas songer à faire intervenir le défaut de longueur des muscles. Car l'œil hypermétropiquement construit est plus petit que l'œil normal. Toutes ses dimensions, mais spécialement l'axe visuel sont moindres que celles de l'œil emmétrope.

Je répondrai à cela qu'après tout l'œil hypermétrope est un œil dont le développement a été altéré. C'est tellement bien « un œil imparfaitement développé (1) » qu'avec l'amoindrissement de tous les axes, il y a aussi une expansion moindre de la rétine, un nerf optique plus petit. L'asymétrie de ses différents diamètres est plus grande que dans les autres yeux. Car il s'accompagne plus souvent que les autres d'astigmatisme. Enfin dans certains cas, le développement de la cornée elle-même est tellement imparfait, que la structure hypermétrope devient une véritable microphthalmie. Pourquoi dès lors ne pas admettre une anomalie dans les insertions musculaires près de la cornée, plutôt qu'une faiblesse, une impotence congénitale dont on ne peut trouver la raison nulle part? Tout nous autorise donc à dire que dans le nystagmus accompagné d'anomalies de la réfraction, les muscles de l'œil sont mal développés, et que notamment leurs points d'insertions antérieurs ne sont pas en

_____

(1) Donders, loc. cit., p. 641.

harmonie avec les autres pièces de l'appareil dioptrique de l'œil. Par là nous pouvons comprendre facilement pourquoi, si le nystagmus est très-souvent compliqué d'anomalies de la réfraction, ces dernières n'amènent pas avec elles fatalement le premier. La cause des deux genres de maladies est la même, ce n'est qu'une question de degré.

L'opinion que j'émets manque, je le sais, d'une démonstration complète pour cesser d'être une hypothèse, et les autopsies seules pourraient nous la fournir. Il faudrait, étant données exactement les distances qui séparent du bord cornéen les insertions antérieures des muscles, il faudrait, dis-je, qu'on eût mesuré ces mêmes distances sur un certain nombre d'yeux atteints de nystagmus. Mais à défaut de ces preuves rigoureuses, qu'on aura peut-être un jour, voici un fait qui vient apporter, il me semble, un solide appui à l'opinion que j'avance.

OBSERVATION XLIV.

Tumeur cérébrale gauche. — Exophthalmie de l'œil gauche. — Nystagmus.
(D. W. Ebstein, de Breslau. Archiv für Heilkunde, 1868, p. 439.)
Communiquée par mon collègue et ami, le docteur Regnard, ancien interne
des hôpitaux.

Marthe Schmidt, de Breslau, âgée de 2 ans et demi, a été amenée, le 14 janvier 1867, à la clinique ophthalmologique du professeur Forster. On trouve dans son journal les renseignements suivants : Cette enfant s'est très-bien portée jusqu'à l'achèvement de sa seconde année. A cette époque, il y a six mois, faiblesse progressive dans la jambe et le bras droit. Bientôt la marche devient impossible. On remarque un nystagmus des deux yeux et une exophthalmie de l'œil gauche qui remonteraient à un mois environ. Les muscles droit interne, supérieur et inférieur de cet œil sont paralysés. Quelques mouvements en dehors sont encore possibles. Diagnostic : nystagmus des deux yeux, exophthalmie de l'œil gauche, paralysie du nerf moteur oculaire commun, hémiplégie droite à l'exception de la face. — Traitement, en vue d'une tumeur de cerveau : iodure de potassium.

La mère signala bientôt, sous l'influence du traitement, une amélioration notable. L'enfant put porter la main à la tête, ce qui lui était impossible avant. Puis les phénomènes reparurent à peu près les mêmes. L'enfant devint peu à peu apathique, et enfin tomba dans le coma le 8 mars. Fièvre, 112 pulsations. Légères convulsions dans la jambe et le bras droit. Pas de vomissements, et il n'y en a jamais eu. Mort le 10 mars dans cet état avec redoublement de convulsions.

Autopsie. Cadavre en bon état, non émacié. Plus de traces de l'exophthalmie. Le bulbe et l'orbite sont normaux. Le crâne est d'épaisseur normale, la grande fontanelle non complétement fermée. Les vaisseaux de la pie-mère sont dilatés : sérosité floconneuse, abondante à la base du crâne. Les nerfs optiques, l'infundibulum, les tubercules mamillaires, la lame criblée postérieure sont englobés dans une matière jaunâtre, de consistance gélatineuse. Les artères basilaire et vertébrale sont entourées d'une mince couche jaune et fibrineuse. La pie-mère, la protubérance et la moelle allongée présentent un abondant piqueté sanguin. Les parties moyennes du cerveau sont ramollies jusqu'à la diffluence, les ventricules latéraux extrêmement dilatés, remplis d'une sérosité floconneuse. L'épendyme paraît épaissi.

La *couche optique* gauche, très-irrégulière, est transformée en une tumeur de forme conique à sommet dirigé en haut. Cette tumeur est dure, résistante, blanche à la coupe, avec de nombreux petits foyers comme caséeux, de la grosseur d'un grain de chènevis, dans sa partie périphérique. La substance centrale, dans l'épaisseur de 1 centimètre autour, est molle et d'un jaune terne.

Dans l'hémisphère gauche du cervelet, au milieu du lobe antéro-supérieur, on trouve également un noyau dur, arrondi, légèrement raboteux, de la grosseur d'une cerise environ, avec des points caséeux dans ses parties périphériques.

Rien de spécial dans les autres organes, si ce n'est un léger gonflement rachitique, au point d'union des cartilages épiphysaires avec l'os.

Les deux tumeurs encéphaliques, examinées au microscope, sont surtout composées de cellules fusiformes avec un noyau allongé. La substance intermédiaire paraît manquer par places. En d'autres points, elle est abondante et nettement fibrillaire, çà et là se voient des cellules arrondies enfermées dans les alvéoles d'un réticulum à fines mailles : à côté des autres mailles très-larges, renfermant de ces cellules dites gigantesques, dans lesquelles on peut compter 4, 5 et jusqu'à 20 noyaux, les plus grosses ont jusqu'à 0^m, 07. En somme, sarcome à cellules fusiformes avec quelques points limités de sarcome à cellules rondes.

Étant admis que nos malades ont des muscles inextensibles, soit parce qu'ils sont trop courts, soit parce que leur tissu a été modifié, l'explication du nystagmus devient facile. Le tremblement oculaire résulte d'un défaut d'équilibre entre les puissances musculaires. Ainsi, je suppose que le muscle droit interne de l'œil droit soit trop court, le malade veut regarder à gauche. Pour cela, le droit externe entre en action. Or, on sait que chaque fois qu'un muscle se raccourcit, son antagoniste doit s'allonger d'une quantité égale. Notre muscle droit interne étant trop court ou trop inextensible, ne peut obéir à cette loi. Il est tiraillé, et le premier résultat de ce tiraillement est de le faire entrer en convulsions cloniques. Voyez ce qui se passe lorsqu'on veut réduire les fragments d'une fracture. Dès qu'on tire sur les muscles, vous apercevez des contractions dans toute la jambe. Prenez un animal vivant, isolez un muscle, laissez intacte son insertion osseuse et tirez sur l'autre, immédiatement ce muscle se contracte convulsivement. Essayez de soutenir pendant un temps, même très-court, un poids trop lourd pour votre force, l'avant-bras étant fléchi à angle droit sur le bras, et vous serez pris, au bout de très-peu de temps, de tremblement dans le membre supérieur. Examinez deux lutteurs qui essayent de se renverser mutuellement le poignet, les coudes étant tenus immobiles sur une table. Au bout de très-peu de temps, le lutteur qui est d'une force inférieure est pris de tremblement dans le bras, d'autant plus fort qu'il veut continuer la lutte plus longtemps.

La même chose se passe dans l'œil du nystagmique ; les deux muscles antagonistes luttent ; à l'état normal, leurs efforts se neutralisent réciproquement. L'un est-il plus fort que l'autre, aussitôt le plus faible se met à trembler ; pour maintenir l'effort, il se contracte par saccades, et comme les deux yeux ont des mouvements associés et constamment synergiques, les phénomènes qui se passent dans un œil en déterminent de semblables dans l'autre. La lutte cesse pendant le sommeil, pendant l'anesthésie et aussi dans la position de la vision tranquille, parce qu'alors les deux adversaires se trouvent placés dans des conditions telles que leurs forces deviennent égales et se font équilibre.

CHAPITRE IV.

DIAGNOSTIC, PRONOSTIC ET TRAITEMENT.

A. — *Diagnostic.* — Le nystagmus ne peut être confondu avec aucune autre maladie. Il arrive bien parfois que des malades atteints d'atrophie papillaire présentent quelques oscillations de l'œil lorsqu'ils cherchent à voir un objet, mais ce tremblement résulte tout simplement de ce qu'ils ne peuvent arriver à le distinguer nettement. Lorsqu'on examine ces mêmes malades à l'ophthalmoscope, la lumière renvoyée par le miroir sur l'œil irrite cet organe, qui remue et s'agite comme s'il était mal à l'aise. C'est ce que nous avons pu voir dernièrement sur un malade, dans le service de M. Benjamin Anger, remplaçant M. Trélat à l'hôpital de la Pitié. Le patient n'avait point de tremblement habituel, et quand on le soumettait à l'examen ophthalmoscopique, au bout de très-peu de temps il était incapable de maintenir son œil au repos.

Mais il n'y a aucune ressemblance entre ce phénomène et le nystagmus. Dans l'*hébétudo visus*, la fatigue résultat de la fixation s'accompagne d'oscillations de l'iris. Les malades ne peuvent fixer sans trembler, tandis que dans le nystagmus les mouvements de l'iris ne sont pas en relation avec ceux de l'œil, et il y a presque toujours un point vers lequel le regard peut être maintenu, dirigé sans fatigue et sans tremblement.

Chez les personnes qui s'endorment malgré les efforts qu'elles font pour rester éveillées, les globes oculaires décrivent des mouvements orbiculaires irréguliers, qu'on ne peut, avec la meilleure volonté du monde, comparer à ceux du nystagmus. On comprend difficilement pourquoi le Dr Mettenheimer (1) en a fait une variété, qu'il appelle nystagmus physiologique.

Mais si ce diagnostic, avec d'autres troubles de la motilité de l'œil, vaut à peine l'honneur d'être signalé, il est beaucoup plus important de savoir reconnaître la cause à laquelle est dû le nystagmus.

Le nystagmus d'origine nerveuse est caractérisé par l'aspect scrofuleux et les mouvements chroniques du malade. Il ne disparaît jamais pendant le sommeil ; les patients, au lieu d'avoir un point de vision tranquille, ont, au contraire, l'œil plus vacillant quand ils regardent attentivement un objet, et le balancement oculaire augmente sous l'influence des émotions morales. Toutes ces particularités servent à le distinguer du musculaire.

Dans certains cas, cependant, il peut être mixte. Il existe à la fois des symptômes indiquant une cause nerveuse et des signes révélant une maladie des muscles. Mais la présence des anomalies de la réfraction, et par-dessus tout la constatation du point de vision tranquille, ne laissent aucun doute et permettent d'assigner en dernier lieu au nystagmus une origine musculaire.

Le nystagmus congénital se reconnaît à l'ensemble des symptômes que j'ai longuement étudiés dans un précédent chapitre et sur l'énumération desquels je ne reviendrai pas. On y trouve la série des altérations considérées par moi comme autant d'anomalies de développement. Le diagnostic de ces différentes affections est de la plus haute importance ; il sert de base au traitement. Ainsi, il faut s'assurer avec soin du degré de myopie ou d'hypermétropie, mesurer l'astigmatisme, voir s'il n'y a pas de l'asthénopie musculaire. Dans les cas de cataracte congénitale, l'opacité du cristallin est le plus souvent centrale (2).

(1) Mettenheimer, Schmidt's Jahrb., loc. cit.
(2) Voyez Desmarres, loc. cit., et Compendium de chirurgie de MM. Denonvilliers et Gosselin, t. III, art. *Cataracte congénitale*.

Si le malade a eu jadis de l'ophthalmie des nouveau-nés, si surtout il en a conservé des traces, tels que staphylome, taie de la cornée, synéchie, on sera autorisé à admettre un nystagmus acquis.

Mais ce n'est pas tout, il est encore important de savoir quels
muscles produisent le tremblement, pour asseoir un traitement
chirurgical efficace. On devra donc distinguer les oscillations
(contractions des muscles obliques), des saccades (contractions
des muscles droits).

B. *Pronostic.* — Le nystagmus simple est loin d'avoir un
pronostic grave comme le nystagmus symptomatique d'une
lésion des centres nerveux. Ce n'est jamais une maladie pouvant compromettre la santé des malades. Il n'a même pas par
lui-même une très-grande influence sur l'appareil de la vision,
sauf l'obstacle à la vision binoculaire, et j'ai peine à croire
M. Desmarres, quand il parle de ces jeunes enfants qui s'intro-
duisent le doigt entre l'œil et l'orbite pour arrêter les saccades.

Ainsi le nystagmus purement nerveux s'accorde assez bien
avec une vue normale.

Quelle que soit son origine, le tremblement oculaire va en s'a-
méliorant avec l'âge, malgré la gravité qu'il emprunte quelquefois à d'autres désordres.

Toutes choses égales d'ailleurs, le nystagmus acquis est plus
fâcheux que le nystagmus congénital, parce que les lésions con-
comitantes sont elles-mêmes plus graves.

Les oscillations sont plus tenaces que les saccades, et il est
peut-être plus difficile de les guérir.

Le nystagmus persiste-t-il jusqu'à un âge très-avancé?
Comme on ne l'a étudié que sur des jeunes malades qui n'ont
pas été suivis, nous manquons de renseignements à cet égard.
Tout ce que l'on sait, c'est qu'il peut persister pendant de longues
années.

En revanche, il est parfois très-passager. L'observation 41
en est un exemple, et Mettenheimer en a cité quelques autres.

Le nystagmus est surtout une maladie gênante pour les malades quand ils ont conscience de leur infirmité, incommode quand ils veulent s'occuper de détails un peu minutieux, disgracieuse et choquante pour leur entourage.

Enfin, il peut les obliger à abandonner certaines professions, soit parce qu'il leur occasionne des nausées quoiqu'ils soient sédentaires, soit parce qu'il les condamne à des travaux manuels grossiers, quand l'amblyopie ou les troubles des milieux ne leur permettent de voir bien ni de près, ni de loin.

Une question incidente se présente. Les jeunes gens atteints de nystagmus sont-ils propres au service militaire? Ce côté du pronostic a préoccupé M. Larrey à propos du malade qu'il a présenté à la Société de chirurgie. Decondé l'a traité dans la courte et intéressante publication dont nous avons déjà parlé. Il est inutile de faire remarquer que les troubles qui accompagnent si fréquemment le nystagmus sont par eux-mêmes une cause naturelle d'exemption, et puisque les faits de nystagmus sans lésions sont au moins douteux, tout sujet atteint de balancement oculaire qui se présentera à l'officier de santé éveillera sa défiance en lui rappelant que presque toujours quelque simple qu'il paraisse, ce spasme de l'œil est compliqué d'une amblyopie plus ou moins prononcée. Je ne puis mieux faire à ce propos que de citer l'opinion de Decondé, si compétent en pareille matière : « Il (l'officier de santé) s'assurera, avec le plus grand soin, si le sujet voit également et distinctement de près et de loin les objets de petite dimension ; ses défiances seront plus grandes, il devra tenir compte des conditions dans lesquelles le nystagmique voit le mieux. Les oscillations étant nulles dans le regard en bas ou oblique en dehors et souvent aussi dans le regard en haut, il l'examinera pendant qu'il fixe la vue directement en avant, attendu que c'est dans cette condition que les oscillations sont le plus fréquentes, et que c'est alors que le nystagmique perd et retrouve nécessairement l'objetqu'il fixe. Le nystagmus acquis même depuis peu réclame, en général, à mon avis, l'ajournement du milicien qui en est affecté, le rejet complet du remplaçant et même du volontaire, parce que cette affection qui dénonce un trouble profond du système nerveux peut n'être qu'un phénomène préludant au développement successif d'autres phénomènes graves émanant du centre encéphalique. » Nous devons ajouter que cette recherche du point de repos permettrait de déjouer une fraude et de reconnaître une simulation du nystagmus qui est à la rigueur possible, comme le témoigne l'observation.

Pour terminer ce qui a trait au pronostic, nous résumerons la marche de la maladie de la façon suivante :

A. Il survient chez les jeunes nystagmiques une amélioration dès les trois ou quatre premières années qui est spontanée et coïncide avec l'augmentation de pigmentation chez les albinos lors de la puberté, avec l'amélioration de la réfraction de l'œil, avec la diminution ou la disparition des taies, cataractes, etc....

B. Il y a possibilité d'appliquer un traitement palliatif et même curatif.

TRAITEMENT. — J'aborde enfin non sans hésitation, je l'avoue, la partie essentiellement pratique de mon sujet. Il faudrait, pour tracer convenablement les indications thérapeutiques du nystagmus et les moyens de les remplir, la plume autorisée d'un praticien à longue expérience.

Les cas de nystagmus sont si peu communs et ont été tellement négligés jusqu'à présent, que je ne puis donner ici autre chose que le résumé de mes lectures avec les réflexions qu'elles m'ont suggérées. Il serait à désirer cependant que cette maladie ne fût pas abandonnée à elle-même. Bien qu'elle ne soit pas d'une gravité absolue, elle ne laisse pas que d'occasionner d'énormes désagréments. L'humanité fait un devoir au médecin de chercher à la guérir. Il suffirait, peut-être, d'un petit nombre de tentatives bien dirigées pour qu'elle cessât de compter parmi les affections dont l'art désespère encore.

Glissons rapidement sur les applications de l'électricité à la cure du nystagmus. Ces essais ne datent pas d'hier, mais ils sont tombés dans le plus complet discrédit à la suite d'inévitables insuccès. M. le Dr Chéron m'a pourtant dit avoir guéri à l'aide des courants continus de Remak deux malades atteints de nystagmus. J'ignore si l'amélioration s'est maintenue assez longtemps pour aboutir à une guérison complète. N'ayant eu sous les yeux ni les malades, ni leurs observations, je ne me rends pas très-bien compte de la manière dont agit l'électricité. Je doute fort qu'elle puisse faire disparaître le tremblement d'origine musculaire.

Le traitement médical n'a qu'une importance secondaire. Quelques auteurs cependant le préconisent, depuis Mackenzie qui prescrit les toniques jusqu'à Decondé qui recommande l'huile de foie de morue. Sans doute ces moyens sont indispensables pour combattre la chlorose et la scrofule dont sont presque tous atteints nos malades, mais je les crois tout à fait impuissants devant le trouble oculaire.

Le traitement vraiment rationnel et efficace consiste dans les moyens appliqués sur l'œil, soit pour arrêter le nystagmus, soit pour le supprimer. Nous avons le choix entre trois méthodes. L'une, que l'on peut appeler méthode optique, s'adresse surtout aux troubles de la réfraction et n'agit sur le nystagmus que par contre-coup. Les deux autres l'attaquent directement. C'est la méthode orthopédique, et la méthode opératoire; la première est simplement palliative, la seconde a la prétention d'être curative.

1° *Méthode optique.* — On peut voir dans toutes nos observations que l'état de la réfraction étant parfaitement déterminé, constamment les verres correcteurs, en améliorant la vision, ont eu pour effet de diminuer l'intensité du balancement oculaire.

D'après Boehm, le nystagmus doit être combattu par des verres convexes ou par des verres concaves, bleus. Les verres convexes conviennent aux amblyopiques, soit que l'amblyopie résulte:

a. D'une dépression quantitative de l'activité optique. Dans ce cas, il n'y a qu'un accroissement quantitatif de la lumière qui puisse y remédier (c'est la forme la plus rare).

b. D'une modification qualitative de cette activité. Il faut alors écarter les rayons rouges et jaunes trop excitants et les remplacer par de bleus.

Les verres colorés et convexes répondent à ces deux indications, en augmentant la quantité des rayons et en les adoucissant. Les verres concaves bleus doivent être portés par les myopes.

En somme Bœhm emploie les verres dans tous les cas où le nystagmus en lui-même est un signe de peu de conséquence et où les troubles de la vision sont le phénomène capital, et aussi pour ceux où il existe un obstacle au traitement opératoire.

Nous croyons, avec l'auteur allemand, que l'état de la réfraction doit être corrigé par des verres appropriés.

L'astigmatisme sera combattu avec des verres cylindriques, la myopie avec des verres concaves, l'hypermétropie et l'asthénopie avec des verres convexes.

Outre qu'on améliorera de la sorte la position de la tête et la vue, on diminuera en même temps les douleurs et les nausées, s'il en existe, car la trop grande convergence des yeux étant empêchée, il en résultera une diminution de la pression intra-oculaire.

La coloration des verres est de la plus haute importance ; il est probable qu'elle obvie à l'inconvénient du défaut de pigmentation. Tous les auteurs s'accordent à dire que les verres *bleu de Cobalt* excercent sur les yeux atteints de nystagmus une influence palliative.

Un résultat non moins constant de l'usage des verres correcteurs est de faire diminuer considérablement l'angle vers lequel le point de la vision tranquille est dévié. Chez le jeune malade de l'observation 28 la position de prédilection du regard qui était avant l'emploi des verres correcteurs dirigée de 30° vers la droite, n'était plus que de 15° du même côté, de manière à ne plus être choquante. Il en a été de même chez plusieurs autres malades.

2° *Méthode orthopédique.* — Cette méthode agit à peu près comme la précédente. On oblige l'œil le plus malade à exécuter des mouvements plus étendus, soit en appliquant des louchettes sur l'œil sain (Larrey), soit en le couvrant à l'aide d'un coquille (Javal). Ce dernier moyen produit aussi un déplacement du point de repos de l'œil, il diminue l'intensité des saccades et rend plus longs les intervalles de repos.

La gymnastique oculaire corrige aussi en grand partie le strabisme. M. Javal a rendu un immense service à la science en démontrant l'efficacité de ce traitement. Elle force l'œil habituellement inactif à prendre une plus grande part à la vision. Elle influe dans une certaine mesure sur le nystagmus qui devient moins fort par suite de la tendance au rétablissement de la vision binoculaire. Les partisans de l'insuffisance musculaire croient même augmenter la force de contraction du muscle parétique, en le soumettant à des efforts continuels.

Mais j'estime ces exercices parfaitement incapables de faire disparaître le tremblement oculaire. Je n'en veux d'autres preuves qu'un malade de M. Javal qui, malgré les lunettes, malgré la coquille et les exercices au stéréscope, fut obligé de se soumettre à la ténotomie.

Il n'en est pas de même après cette opération. Lui venant en aide, ces excercices sont incontestablement utiles pour faire perdre au muscle opéré l'habitude de se contracter comme auparavant et lui apprendre à adapter ses contractions aux nouvelles conditions dans lesquelles il se trouve. Pourtant il ne faudrait pas les prolonger trop longtemps dans la crainte d'amener une rétraction consécutive et une contracture du muscle congénère de l'autre œil.

3° *Méthode opératoire.* — La troisième méthode est la plus efficace de toutes. Elle consiste dans la section d'un ou plusieurs muscles de l'œil. Diffenbach et Chélius eurent les premiers l'idée d'appliquer la ténotomie au tremblement convulsif des yeux. S'inspirant de leurs idées, Florent Cunier (1), en 1840, mit en usage cette idée théorique des deux chirurgiens allemands, et coupa le muscle droit interne sur l'œil d'une petite fille atteinte de nystagmus. L'opération réussit. Dans la même année, M. Philips (2) publia deux observations de malades traités par la section des muscles interne. L'une d'elles était un plein succès. Les doutes que l'on a élevés sur leur valeur, me font un devoir de les citer en entier.

OBSERVATION XLV.

(Philips, 34ᵉ obs. Ténotomie sous-cutanée.)

Peller aîné, âgé de 13 ans, avait un tremblement convulsif des deux yeux, dont la direction était de droite à gauche et bien horizontalement. La vue était courte ; il ne lisait qu'à une distance de quelques pouces. Avec un verre n° 6, il lit à une grande distance.

Ce tremblement date de la naissance.

J'ai coupé le muscle droit interne et le muscle droit externe. Cette opération a été faite le 4 mai. Le résultat immédiat a été une légère diminution dans ce tremblement.

Le 6 mai. L'amélioration a été plus grande.

Le 13. Il y avait peu de changement.

Le 20. Il n'y a plus d'oscillations, excepté lorsqu'on couvre un œil.

Le 27. Le tremblement convulsif a entièrement cessé. Il ne peut pas lire les enseignes sans le secours de lunettes ; mais avec le verre n° 6, il lit parfaitement bien et à des distances éloignées.

OBSERVATION XLVI.

(Ibid., 35ᵉ observ.)

Auguste Aubrion, âgé de 10 ans, est venu au monde avec un strabisme interne de l'œil gauche, et un tremblement convulsif des deux

---

(1) Flor. Cunier, Ann. d'oculist., 1840, t. IV, p. 40.
(2) Philips, De la Ténotomie sous-cutanée, p. 327,

yeux. Ce mouvement oscillatoire cesse lorsque cet enfant regarde vaguement, mais il reparaît aussitôt qu'il fixe un objet. Il cligne sans cesse les paupières lorsqu'il veut lire. De l'œil louche, il ne reconnaît pas les grands caractères, par exemple le titre du journal *Gazette des hôpitaux*. L'oscillation devient plus forte lorsque l'on ferme l'œil.

Le 22 avril. J'ai coupé le muscle droit interne de l'œil gauche et l'œil a été bien redressé. L'adduction était incomplète aussitôt après l'opération et les oscillations étaient de beaucoup diminuées.

Le 29. L'adduction était encore incomplète, l'oscillation était très-faible, même lorsque l'on fermait un œil.

Le 6 mai. L'œil opéré était un peu convergent ; j'ai opéré ce même jour l'œil droit ; les muscles droit interne et droit externe furent coupés ; immédiatement après ces sections, l'oscillation a un peu diminué.

Le 13. Le tremblement a reparu sur l'œil gauche surtout lorsque cet enfant regardait en dedans.

Le 23. L'œil gauche avait repris une position parfaitement droite, et cet œil voyait des caractères plus petits que ceux du grand titre dont j'ai parlé ; l'adduction se fait complétement. Cet opéré dit pouvoir regarder des deux yeux ; il cligne rarement les yeux, et le tremblement convulsif est très-faible aujourd'hui 27 mai.

Bonnet, de Lyon (1), répéta quelque temps après ces opérations de M. Philips. Mais les résultats qu'il obtint ne furent pas très-brillants. Il eut l'occasion d'opérer sept personnes atteintes de strabisme compliqué de spasmes oculaires. Chez deux d'entre elles seulement, la section du muscle droit interne fit cesser entièrement les mouvements convulsifs des yeux. C'est alors que, s'inspirant de ses conseils, M. Roux, de Meximieux, eut l'idée de pratiquer la section du muscle petit oblique sur un œil affecté de myopie et de nystagmus. La myopie ne fut pas améliorée et le nystagmus disparut.

Toutes ces tentatives n'eurent pas de retentissement. Le noir (2), dans sa thèse pour le concours de médecine opératoire,

____

(1) Loc. cit., p. 178.

(2) Concours pour une chaire de médecine opératoire à la Faculté de Paris, 1850.

en 1850, déclara que les opérations de Philips et Bonnet, de Lyon, manquaient de preuves suffisantes. D'autre part, Baudens (1) s'était avisé, pour guérir le nystagmus, de couper tous les muscles de l'œil, il en était résulté une exophthalmie. Si bien que, dans la discussion élevée au sein de la Société de chirurgie, à propos du malade de M. Larrey, MM. Gosselin et Doumic combattirent la proposition de ténotomie, par cette crainte de l'exophthalmie.

A Boehm revient donc tout le mérite d'avoir remis cette opération à l'ordre du jour. Ce médecin considère la ténotomie appliquée au nystagmus comme ayant une indication dans presque tous les cas, et présentant toutes les garanties possibles. Comment se fait-il que presque tous les auteurs la repoussent, en France comme en Allemagne?

Cela tient, selon nous, à ce qu'elle a été faite presque toujours comme au hasard, sans indications précises. Si l'on coupe tous les muscles de l'œil à l'exemple de Baudens, l'exophthalmie en est la conséquence forcée, et, quoi qu'en ait dit Lenoir, qui fit remarquer, devant le Société de chirurgie, qu'une exophthalmie, quand elle est double, n'offre par cela même aucun inconvénient, nous croyons qu'une telle difformité exerce une fâcheuse influence sur la vision. A cet égard, nous nous rangeons entièrement à l'avis de notre savant et vénéré maître, M. Gosselin.

Mais il nous semble que les quelques points de symptomatologie et d'étiologie que nous avons développées plus haut, fournissent des indications et des contre-indications parfaitement certaines.

Ainsi, le nystagmus d'origine nerveuse ne réclame aucun traitement local; une opération, aussi bien que la gymnastique oculaire, ou emploi des verres, est parfaitement inutile. Le traitement général suffit.

(1) Cité par Bonnet. Loc. cit., p. 178.

Dans le nystagmus de cause musculaire, lorsqu'il n'y a que des oscillations, le peu d'intensité de ces mouvements, et le peu de gêne qu'ils occasionnent au malade, nous portent à croire que le traitement palliatif suffit. Peut-être pourrait-on faire la section du muscle petit oblique, suivant le procédé de Bonnet. Cet auteur assure que jamais cette opération n'entraîne d'inflammation oculaire, ni d'étrangeté dans le regard, qu'elle est, en un mot, d'une parfaite innocuité.

Quand le nystagmus consiste surtout dans des saccades, il faut avoir recours à la section des muscles droits. Deux conséquences en résultent : 1° une augmentation de la puissance visuelle et le rétablissement de la vision binoculaire ; 2° une guérison du tremblement de l'œil et du strabisme dont il est si souvent accompagné.

L'amélioration de la vue survenant après la ténotomie des muscles de l'œil a déjà été notée depuis longtemps. La pression exercée sur le globe de l'œil par les muscles est moins forte, car l'œil converge moins et s'accommode plus difficilement pour les objets rapprochés. Il y a aussi un effet dynamique produit résultant de l'habitude, grâce à laquelle les malades s'exercent à voir des objets de plus en plus éloignés.

Quant à l'action directe sur le tremblement oculaire de la ténotomie, nous croyons qu'elle a pour effet d'en supprimer la cause en reculant l'insertion du muscle. On ne le rend pas plus fort, il est vrai ; car la nouvelle insertion qu'on lui crée le met dans une condition d'action moins favorable, mais en revanche, il est dorénavant moins tiraillé par son antagoniste, et dès lors ses contractions convulsives cessent. La guérison n'est pas immédiate, il est vrai ; cela tient aux adhérences celluleuses du muscle, ainsi que le remarque avec tant de raison Boehm. Nous en avons un exemple dans l'observation de M. Coursserant. Cependant les mouvements diminuent au bout de quelques semaines, et rarement on est obligé d'avoir recours à une seconde opération.

On n'a plus à craindre aujourd'hui, depuis que Bonnet, et Lyon, nous a donné cette admirable description de la capsule de Tenon et de ses rapports avec les muscles, les tristes difformités qui résultaient si souvent autrefois des opérations pratiquées sur les yeux. Toutefois, on a vu survenir dans quelques cas après l'opération du strabisme un nystagmus passager ; mais il disparaît très-promptement.

Il ne faut pas non plus être arrêté par le fait suivant : Il se produit quelquefois après la section du droit interne une divergence telle, que des opérateurs inexpérimentés pourraient en être effrayés. Sur un malade opéré par M. Wecker, pour un strabisme convergent compliqué de nystagmus, après la section du droit interne, il y eut une divergence très-considérable, et cependant, ni M. Wecker, ni M. Javal n'eurent l'idée de faire une suture conjonctivale, persuadés qu'ils étaient que cette divergence était produite par le nystagmus persistant encore. Quelques jours après, il n'en restait, en effet, aucune trace. C'est l'histoire de l'avant-bras fléchi à angle droit sur le bras pour soutenir un fardeau. Soulevez brusquement le fardeau, la contraction persiste, et l'avant-bras est projeté dans une flexion plus forte.

C'est pour aider les muscles et les forcer à vaincre cette habitude de contraction qu'il faut faire suivre l'opération d'exercices musculaires.

Pour nous résumer, nous croyons que la ténotomie a un effet très-utile pour guérir le nystagmus. Si les auteurs n'ont eu jusqu'à présent que des succès très-incomplets, cela tient à ce que n'ayant pas fait la distinction entre les oscillations et les saccades ils n'avaient pu comprendre comment chacun de ces mouvements devait être combattu par la section des muscles qui les produisent. Toutefois nous n'oserions présenter cette solution de la question comme définitive. A nos maîtres seuls appartient ce rôle.

CONCLUSIONS.

Arrivé au terme de cette étude, nous n'en ignorons pas les imperfections. Bien des points obscurs sont encore à éclaircir ; bien des recherches restent à faire qu'il n'est pas en notre poupouvoir d'exécuter. Toutefois, la méthode que nous avons suivie semble fournir un certain degré de certitude à la plupart de nos assertions. C'est la même qu'on emploie dans les sciences physiques. Que fait le chimiste qui veut déterminer les propriétés d'un corps, en connaître les affinités, en découvrir la nature ? Il le décompose d'abord par l'analyse et le recompose ensuite par la synthèse. Qu'avons-nous fait pour le nystagmus ? Nous avons étudié cette maladie sous toutes ses formes, dans les observations ; c'est l'analyse. Nous avons cherché comment on la reproduit dans les expérimentations sur les animaux ou dans les experiences cadavériques ; c'est la synthèse. A ceux qui aiment à retrouver dans la médecine un peu de la précision et de la rigueur dont sont fières, à si bon droit, d'autres sciences, nous espérons que notre manière de procéder ne paraîtra pas inutile. C'est pourquoi des faits observés et des interprétations auxquels ils se prêtent naturellement, nous nous croyons autorisé à tirer les conclusions suivantes.

1° Le tremblement des yeux ou nystagmus est symptomatique ou idiopathique ;

2° Symptomatique, il indique soit une lésion de l'encéphale, soit une lésion de la partie intermédiaire au bulbe rachidien et à la protubérance annulaire.

3° On le rencontre, dans le premier cas, chez les enfants, principalement avec les tubercules du cerveau, chez les adultes, soit avec des traumatismes de l'encéphale, soit avec divers processus, tels que ramollissement, hémorrhagie, etc.

4° Il constitue alors un signe passager, accompagnant souvent la déviation conjuguée des yeux et la rotation de la tête.

Son pronostic est très-grave ; il indique une terminaison funeste.

5° Quand il est lié à une lésion de l'ithme de l'encéphale et de la moelle allongée (traumatique, organique ou autre), il est plus durable, et bien qu'il n'offre par lui-même aucun caractère spécial de gravité, il indique que le centre des fonctions indispensables à la vie est menacé.

6° Il tient à un défaut de coordination des mouvements associés des yeux, et c'est un phénomène du même ordre que les mouvements rotatoires observés chez les animaux, à la suite des lésions des pédoncules cérébraux.

7° Le centre de coordination des mouvements associés des yeux peut être placé dans les amas de substance grise qui se trouvent au niveau de l'union de la protubérance, du plancher du quatrième ventricule et du corps restiforme.

8° Quand un de ces centres est malade, il est par cela même excité, et son activité n'est plus en harmonie avec celle de son congénère ; il en résulte un trouble dans les mouvements de l'œil correspondant. Comme les deux yeux ont des mouvements synergiques, ce désordre dans un œil détermine un désordre semblable dans l'autre.

9° Cette excitation n'est pas nécessairement produite par la lésion du centre lui-même. Elle peut l'être aussi par des lésions voisines (cérébrales). C'est ce qui explique la diversité de leur siége.

10° Le nystagmus idiopathique doit être considéré dans certains cas comme une affection d'origine nerveuse, une sorte de chorée partielle, le plus souvent comme une maladie des muscles de l'œil.

11° Quand il est purement nerveux il est toujours congénital ; quand il est musculaire, il est congénital ou acquis.

12° Le nystagmus musculaire congénital peut être compliqué d'un état nerveux, mais il est toujours accompagné de troubles de la réfraction ou de lésions internes de l'œil.

13° **Les anomalies de la réfraction et le nystagmus peuvent être rattachés à une cause unique, le développement imparfait de l'œil.**

14° Le nystagmus musculaire acquis résulte naturellement d'une inflammation traumatique ou autre qui s'est propagée de l'œil au muscle.

15° Il en résulte dans les deux cas un défaut de longueur et d'extensibilité d'un ou plusieurs muscles de l'œil.

16° Les muscles trop courts sont tiraillés par leurs antagonistes et entrent en convulsion.

17° Ces convulsions sont de deux sortes. Les unes se passent autour de l'axe antéro-postérieur de l'œil dans les muscles obliques, ce sont les oscillations ; les autres suivent les diamètres vertical ou horizontal : ce sont les saccades.

18° Le sens des saccades est inverse dans chaque œil, il est interverti dans un œil, si on vient à couvrir l'autre avec un verre dépoli.

19° Il existe toujours, excepté pour le nystagmus nerveux, une direction du regard dans laquelle les saccades cessent.

20° Les causes qui font varier l'intensité du nystagmus sont :
a. celles qui éloignent l'axe visuel du point de repos de l'œil ;
b. l'émotion morale, le sommeil, l'anesthésie.

21° Il y a incompatibilité du nystagmus avec la vision binoculaire.

22° Le nystagmus idiopathique n'est pas d'un pronostic grave ; il va en général en s'améliorant.

23° Le traitement est palliatif ou curatif.

24° Le traitement palliatif consiste dans la correction des anomalies de la réfraction par des verres appropriés d'une nuance bleu de cobalt.

25° Le traitement curatif consiste dans la ténotomie des muscles droits pour combattre les saccades, du muscle petit oblique pour combattre les oscillations.

26° Ces deux moyens doivent être aidés par un troisième : la gymnastique oculaire.

Tels sont les points principaux de ce travail. Pour établir une liaison entre le nystagmus symptomatique et le nystagmus idiopathique, empruntons une de ces comparaisons familières aux physiologistes qui étudient les fonctions du système nerveux. M. Foville fils a fort ingénieusement assimilé les deux yeux à un attelage à deux chevaux. Acceptant cette analogie, nous dirons que dans le nystagmus symptomatique une des rênes est trop tendue, tandis que dans le nystagmus idiopathique l'un des chevaux est mal attelé, fait des mouvements intempestifs et gêne ceux de son compagnon. Dans les deux cas, le char, au lieu d'aller en ligne droite, oscille continuellement ballotté dans une direction incertaine et irrégulière.

TABLE DES MATIÈRES

A. PARENT, imprimeur de la Faculté de Médecine, rue Mr-le-Prince, 31.

www.ingramcontent.com/pod-product-compliance
Ingram Content Group UK Ltd.
Pitfield, Milton Keynes, MK11 3LW, UK
UKHW021934070726
13614UKWH00001B/418